Fersengleiten

9783822828939
W0110651

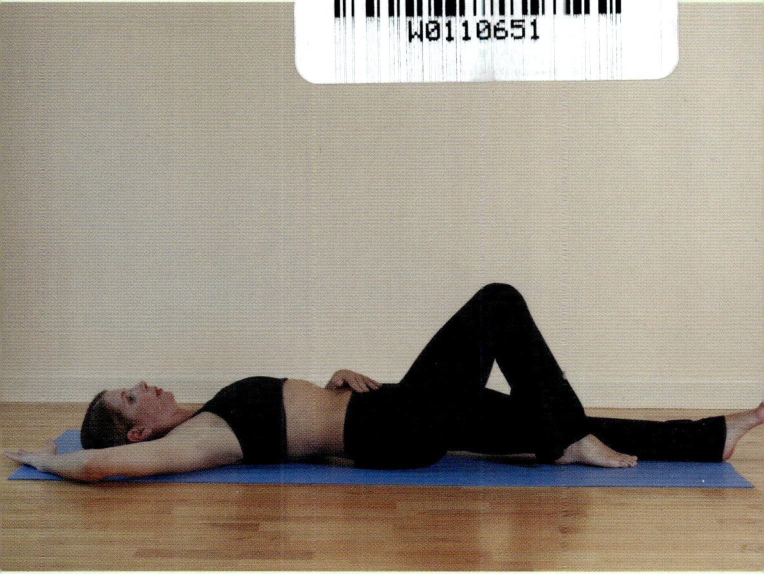

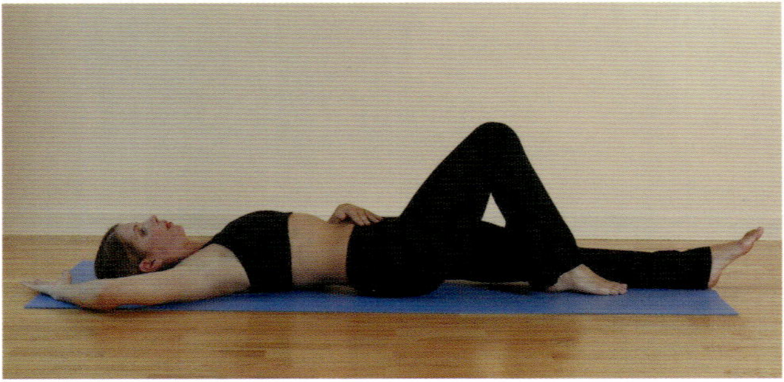

ZIEL: Neutrale Beckenhaltung und Transversus-Beteiligung führen zu besserer Wahrnehmung der Kernmuskeln.

1. Mit gestreckten Beinen auf den Rücken legen. Legen Sie eine Handfläche auf Ihren Bauch.

2. Atmen Sie ein, winkeln Sie beim Ausatmen ein Knie an und ziehen Sie dabei die Ferse Richtung Po. Sie sollten dabei spüren, wie sich der Transversus nach innen zieht und anspannt – denken Sie daran, den Nabel dabei die ganze Zeit Richtung Wirbelsäule zu ziehen. Ihr Becken darf sich dabei nicht bewegen. Ihre Lendenwirbelsäule muss sich in neutraler Position, mit einer leichten Krümmung nach oben, befinden. Wiederholen Sie diese Übung mit jedem Bein zehn Mal.

Die neutrale Beckenhaltung

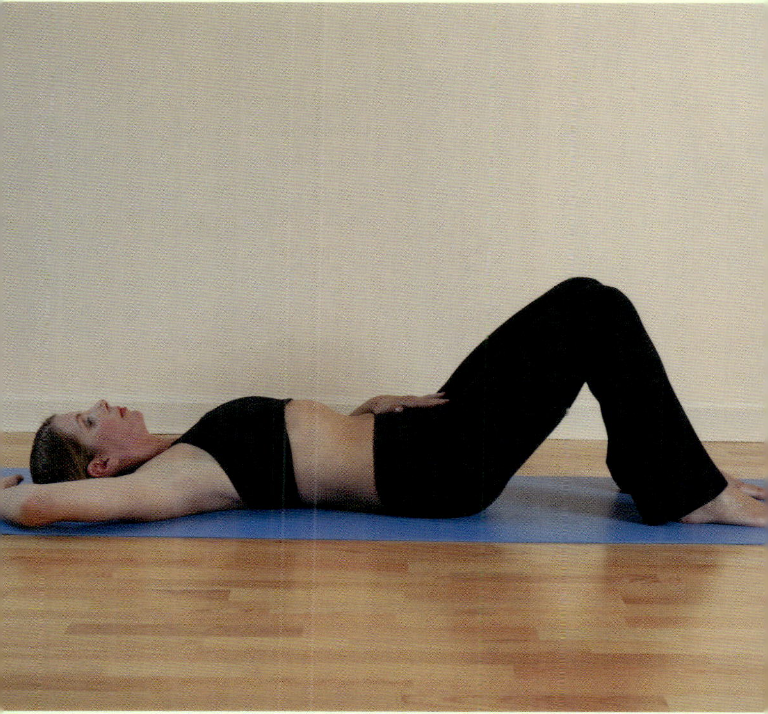

ZIEL: Zeigt, wie man die richtige Beckenhaltung findet – notwendig für alle Trainingseinheiten dieser Übungsfolge.

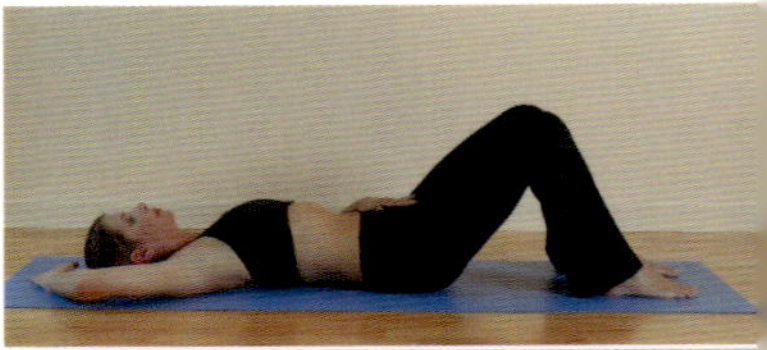

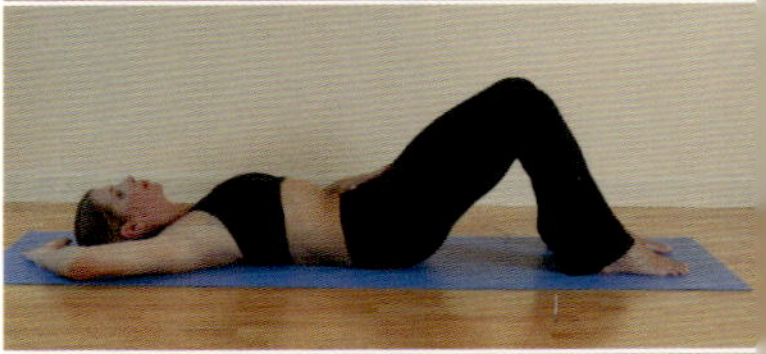

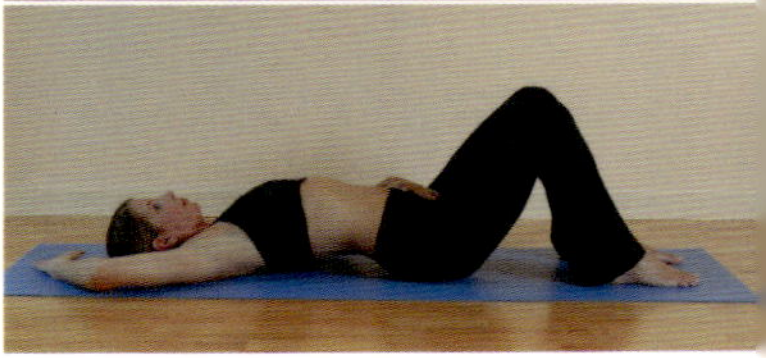

1. Legen Sie sich auf den Rücken und winkeln Sie die Knie an. Legen Sie eine Handfläche zwischen Schambein und Beckenknochen. Die Finger weisen auf das Schambein, während die Handfläche auf dem Hüftknochen bleibt. Wenn das Becken stabil ist, liegt die Hand flach auf. Eine kleine Krümmung an der Stelle ist in dieser Position durchaus normal.

2. Becken nach oben kippen. Beim Beckenkippen presst sich der untere Rücken in den Boden, sodass nichts mehr zwischen Rücken und Boden durchscheinen kann. Mit dem Verschwinden der Wirbelsäulenkrümmung ändert sich die Position der Hand, die Fingerspitzen sind nun höher als der Rest.

3. Pressen Sie den untersten Rückenwirbel auf den Boden, sodass Ihre Lendenwirbelsäule einen großen Bogen nach oben macht. Durch diese Gegenkippbewegung befindet sich Ihre Handfläche höher als die Finger. Wiegen Sie das Becken vor und zurück und kehren Sie zur neutralen Position 1 zurück.

Beinbeuger dehnen

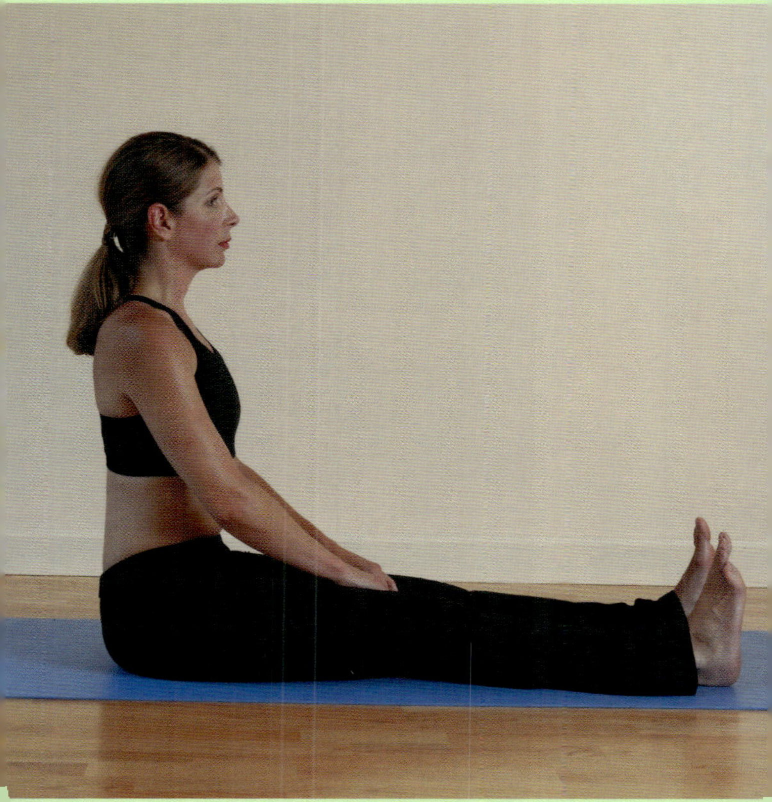

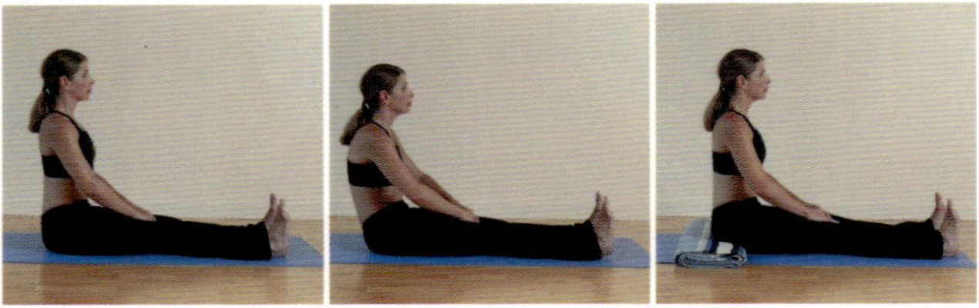

ZIEL: Prüft die Anspannung in Ihren Beinbeugern, um Ihnen zu zeigen, ob Sie Ihre Haltung ändern müssen.

1 Setzen Sie sich mit ausgestreckten Beinen auf den Boden. Knie nicht durchdrücken. Versuchen Sie aus der Hüfte heraus zu sitzen, nutzen Sie Ihr Kraftzentrum, um Ihr Becken zu stabilisieren. Drücken Sie Ihren Po in den Boden, indem Sie die Pomuskeln nach unten und vorne ziehen, von den Knochen weg. Ziehen Sie nun den Nabel zur Wirbelsäule und sitzen Sie aus den Hüften heraus aufrecht. Vergessen Sie nicht Ihre Beckenbodenmuskeln anzuspannen.

Wenn dies schwer fällt, haben Sie wahrscheinlich verkürzte Beinbeuger und auch das Erreichen der neutralen Beckenposition fällt schwer. Diese Haltung erzeugt besonderen Druck auf den unteren Rücken.

Sie können die Übung abändern, indem Sie ein Polster oder ein aufgerolltes Handtuch unter Ihren Po legen und damit Ihr Becken etwas anheben.

Verspannte Schultern: ein Test

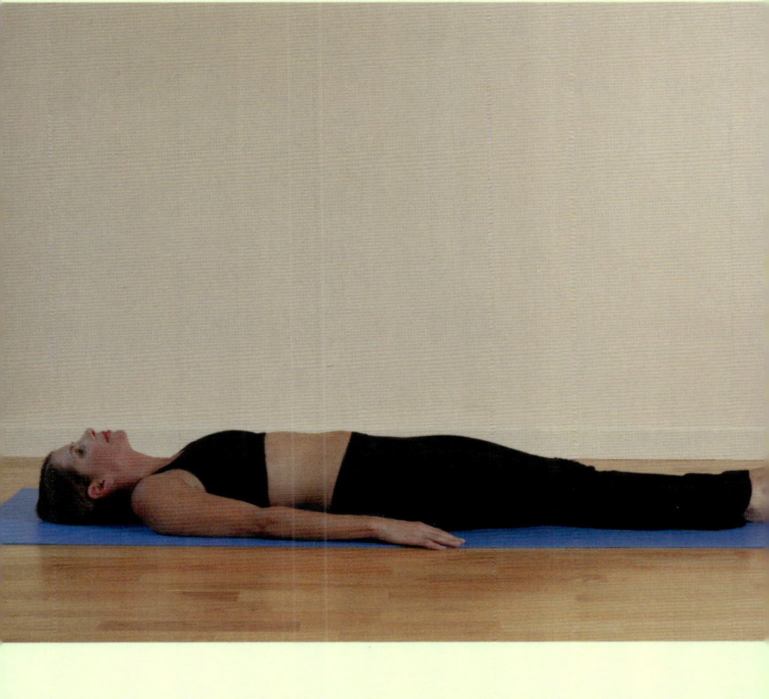

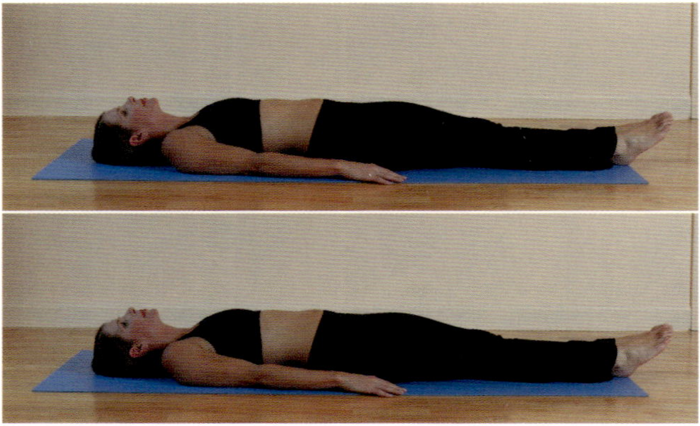

ZIEL: Prüft inwieweit Ihre Schultern verspannt sind, um Ihnen zu zeigen, ob Sie Ihre Haltung ändern müssen.

1. Auf den Rücken legen, Beine gestreckt, Arme an den Seiten. Wenn Ihr Kinn zur Zimmerdecke zeigt und dabei im Nacken einen großen Bogen erzeugt, sind Ihre Schultern auf jeden Fall verspannt.

2. Legen Sie in diesem Fall ein Polster oder ein zusammengerolltes Handtuch unter Ihren Kopf, um Kopf, Nacken und Schultern auszugleichen. Trainieren Sie solange mit Polster oder Handtuch unter dem Kopf, bis Sie diese Hilfe nicht mehr brauchen.

Nacken lang machen

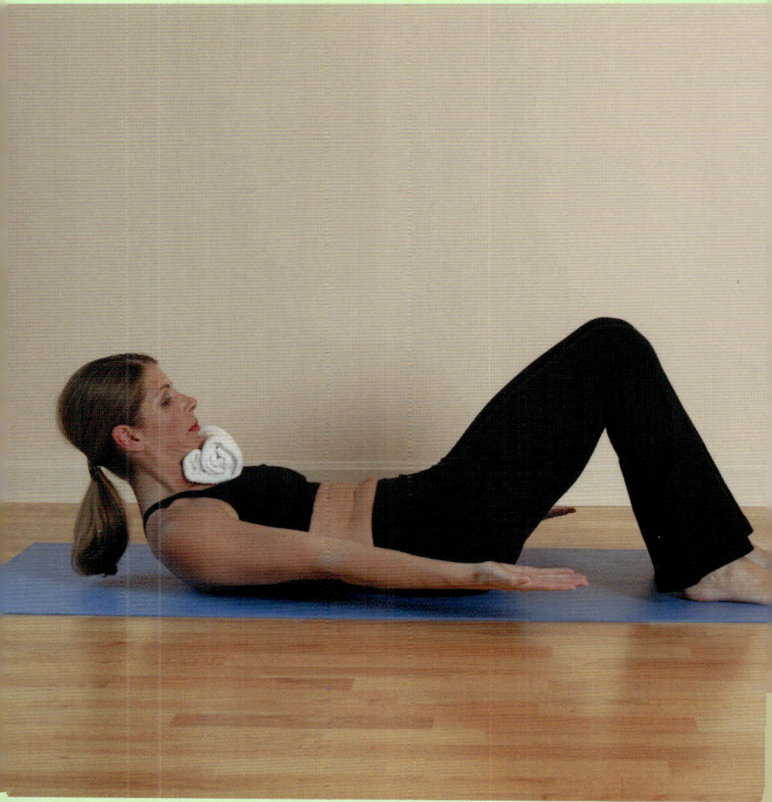

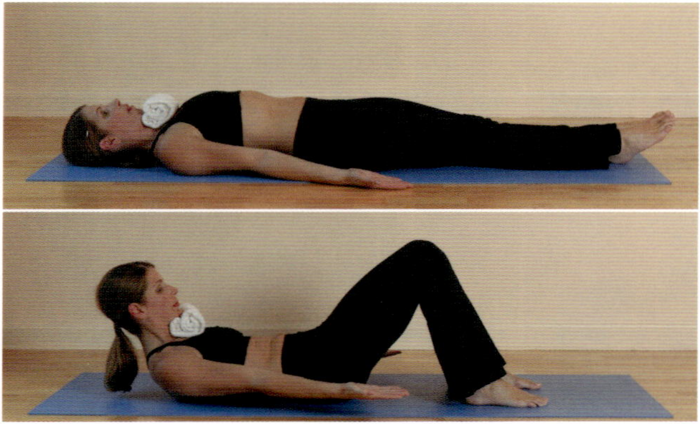

ZIEL: Dehnt und stärkt die Nackenmuskulatur, eine Vorbereitung für die Arbeit mit dem Kraftzentrum.

1 Rückenlage, Arme seitlich, Beine angewinkelt, Becken in neutraler Position. Legen Sie ein zusammengerolltes Handtuch zwischen Kinn und Brustkorb – spüren Sie die Dehnung. Stoppen Sie, wenn Sie spüren, dass Sie das Kinn nicht ohne Hilfe zur Brust ziehen können.

2 Atmen Sie ein und heben Sie das Kinn Richtung Brust, die Achselhöhlen werden zur Hüfte gezogen. Halten Sie die Position fünf Atemzüge lang. Bei jedem Ausatmen senken sich die oberen Rippen auf die unteren, der Brustkorb versinkt in den Boden. Nach fünf Atemzügen legen Sie den Kopf langsam zurück auf den Boden und ruhen sich aus.

Katze

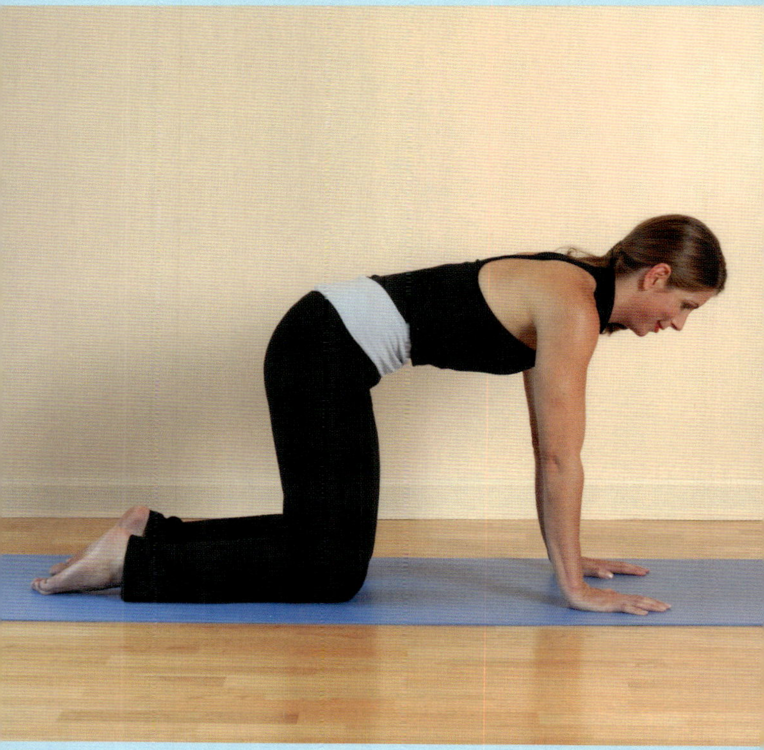

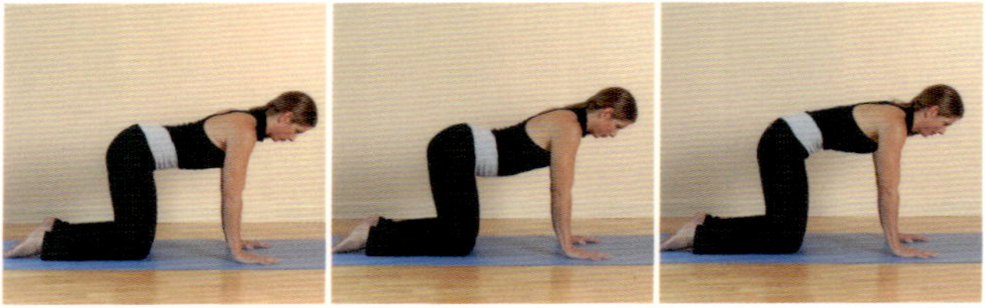

ZIEL: Macht Sie mit dem Training der Kernmuskeln vertraut und hilft der Schulter- und Beckenstabilisierung. Dient als Wirbelsäulen-Warm-up für die folgenden Übungen.

1 Vierfüßerstand, Hände und Knie auf dem Boden, Arme unter den Schultern, Knie unter den Hüftknochen. Die Schulterblätter gleiten den Rücken hinab und aktivieren die oberen Rückenmuskeln. Achten Sie auf einen flachen Rücken und ein stabiles Becken.

2 Tief einatmen und den Nabel zum Boden fallen lassen. Der Rücken darf ein leichtes Hohlkreuz machen.

3 Atmen Sie aus und drücken Sie den Bauch zur Wirbelsäule, dehnen Sie sich vom Nacken bis zum letzten Rückenwirbel. Achten Sie auf einen flachen Rücken, auch wenn Sie den Bauch zur Wirbelsäule ziehen. Nutzen Sie den Atem, um das Kraftzentrum stärker zu aktivieren, ziehen Sie den Bauch nach innen.

Katze: Überkreuz-Dehnung

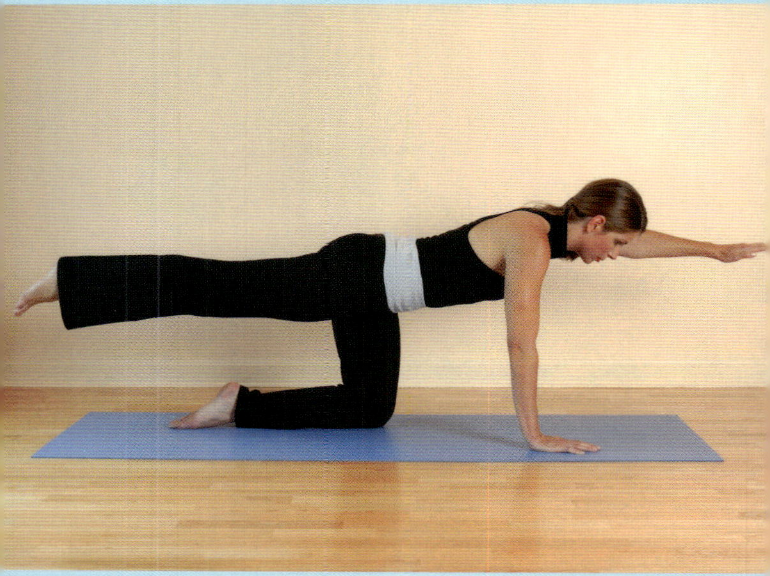

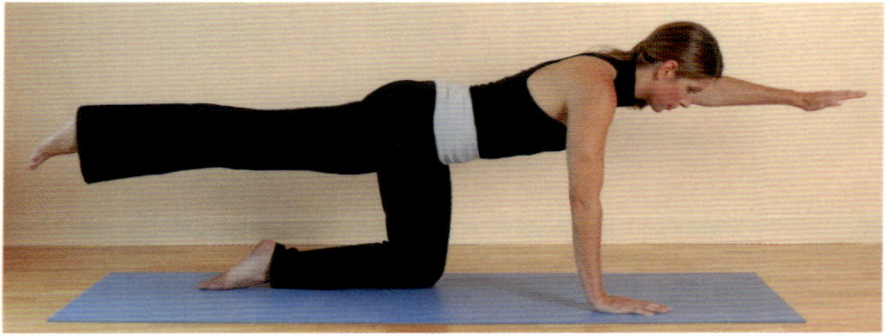

ZIEL: Training von Transversus und Gleichgewicht. Verbessert die Lastverteilung von Kraftzentrum, Po- und oberen Rückenmuskeln sowie Beinbeugern; sorgt für die Balance der Wirbelsäulenmuskulatur.

1 Vierfüßerstand, Hände und Knie auf dem Boden, Hände gerade unter den Schultern, Knie gerade unter den Hüften. Aktivieren Sie Ihre oberen Rückenmuskeln, indem Sie die Schulterblätter den Rücken hinunter ziehen.

2 Rechtes Bein heben, Ferse zur Zimmerdecke, Fuß entspannt. Dann den linken Arm heben, Handfläche zum Boden. Konzentrieren Sie sich auf die Dehnung der Wirbelsäule, drücken Sie die Bauchmuskeln zur Wirbelsäule. Fünf volle Atemzüge halten, dann Arm und Bein wechseln. Drei bis fünf Mal wiederholen.

- Halten Sie die Hüftknochen gerade und Richtung Boden ausgerichtet, um eine neutrale Wirbelsäulenposition zu erhalten.
- Drücken Sie zur Körperstabilisierung den Bauch zum Brustkorb.
- Atmen Sie aus, um die tiefen Bauchmuskeln zu aktivieren, und ziehen Sie den Bauch nach innen, pressen Sie während der gesamten Übung den Nabel Richtung Wirbelsäule.

Aktives Kind

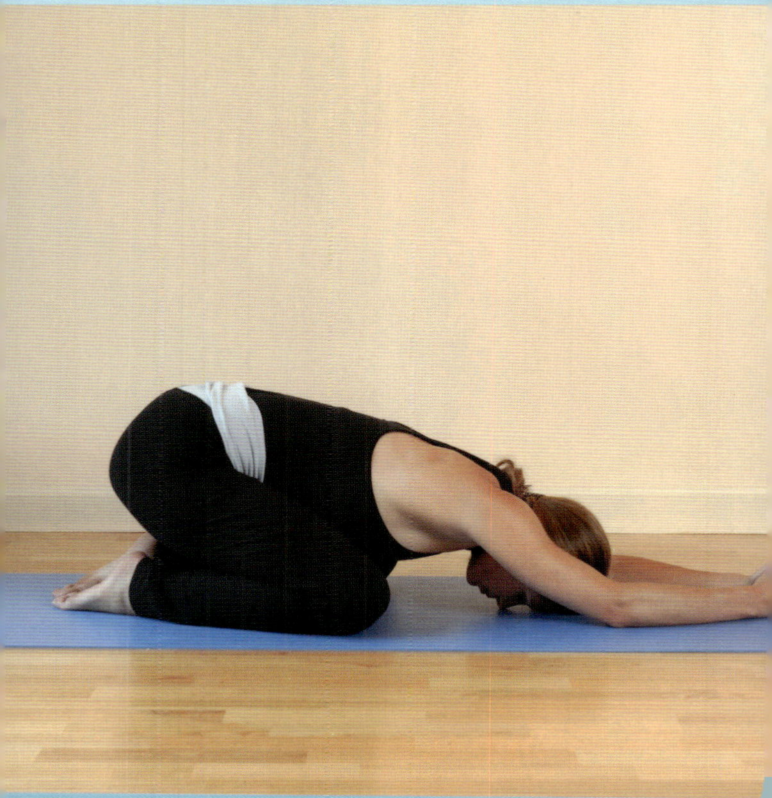

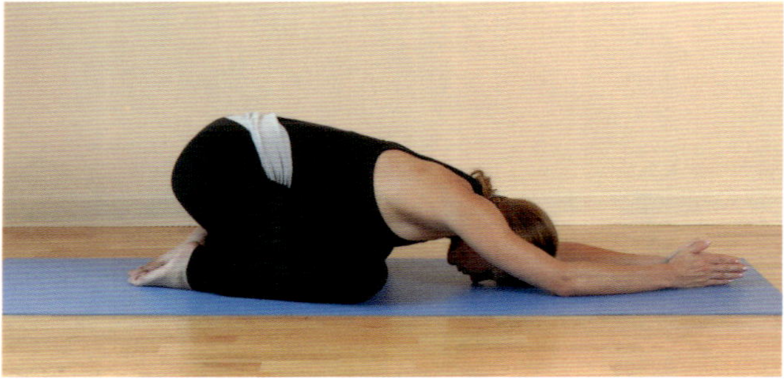

ZIEL: Löst Spannungen, beruhigt den Geist und das Nervensystem, dehnt die Rücken-, Schulter- und Hüftmuskeln.

1 Auf den Knien und Händen. Öffnen Sie die Beine, sodass diese ein V bilden. Lassen Sie die Füße zur Seite fallen, sodass sich die Zehen innen berühren (wenn möglich). Lassen Sie den Po auf die Fersen sinken. Die Arme bleiben vor dem Körper gestreckt. Die Daumen zeigen zur Zimmerdecke, die kleinen Finger liegen am Boden.

2 Lassen Sie den Kopf langsam zwischen die Arme sinken und ziehen Sie dann die Arme vom Körper weg, um von der Schulterdehnung zu profitieren. Atmen Sie natürlich.

- Knie weiter auseinander legen, falls Sie nicht auf den Fersen sitzen können.
- Polster oder Handtuch unter die Stirn legen, falls Sie, wegen einer Verletzung oder Verspannung, den Kopf nicht zwischen die Arme legen können.
- Bleiben Sie nicht länger als zehn Minuten in dieser Position, wenn Sie nicht daran gewöhnt sind. Sie kann die Durchblutung der Beine behindern und zu Kribbeln oder Krämpfen führen.

Aktive Beinbeuger-dehnung

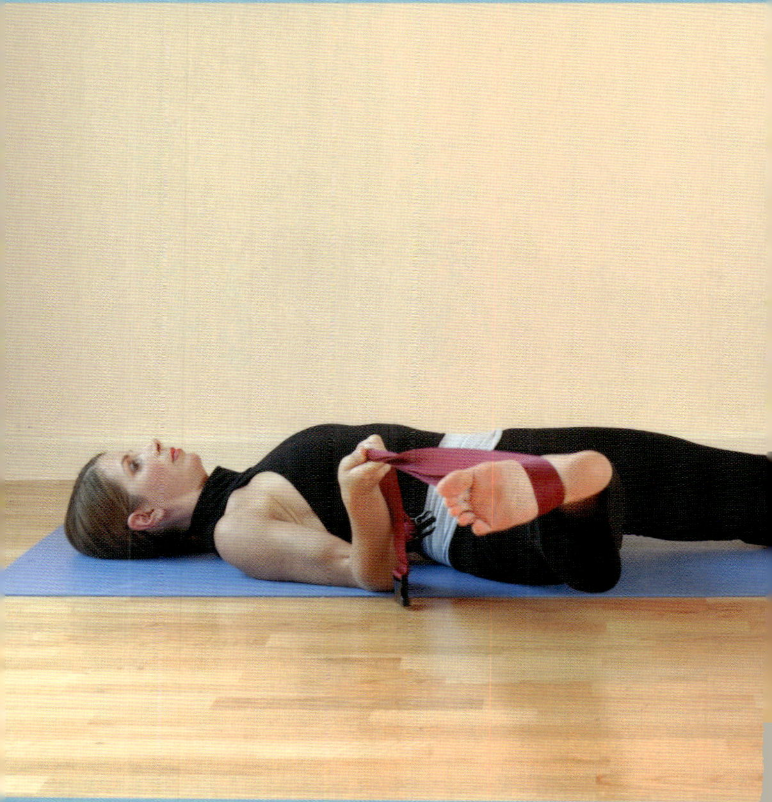

ZIEL: Macht die Beine länger, verbessert die Hüft- und Gelenkbeweglichkeit, wirkt Steifheit im unteren Rücken entgegen.

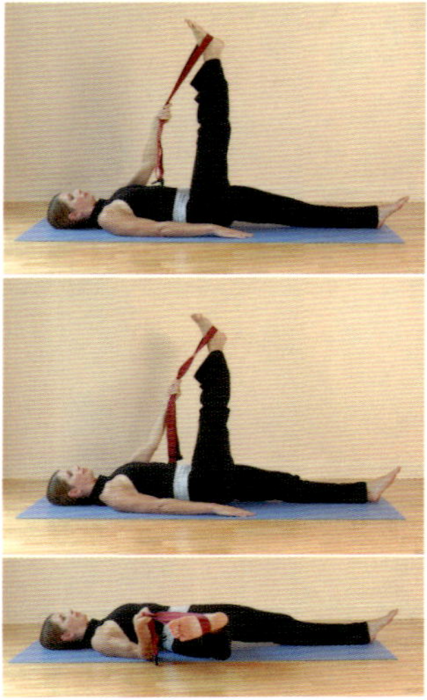

1 Flach auf den Rücken legen, das rechte Knie zur Brust ziehen, ein Band oder einen Gürtel um den Fußballen legen. Strecken Sie das linke Bein und drücken Sie es dabei fest in den Boden. Heben Sie beim Einatmen den rechten Fuß langsam Richtung Zimmerdecke, die Zehen leicht nach außen drehen. Zur stärkeren Dehnung rechte Ferse nach oben drücken, den Fuß angewinkelt, und das Band mit den Händen möglichst nah am Fuß. Lassen Sie beim Einatmen locker und ziehen Sie beim Ausatmen den Fuß weiter Richtung Nase.

2 Bewegen Sie Ihr rechtes Bein über den Körper und ziehen Sie dabei sanft am Band. Zehn bis zwanzig Atemzüge lang halten.

3 Bewegen Sie Ihr rechtes Bein seitlich vom Körper weg. Das linke Bein bleibt ausgestreckt, die Zehen angezogen und aktiv – vermeiden Sie das Rollen der Hüfte. Halten Sie dies zehn bis zwanzig Atemzüge lang und wechseln Sie dann das Bein.

Kinn zur Brust

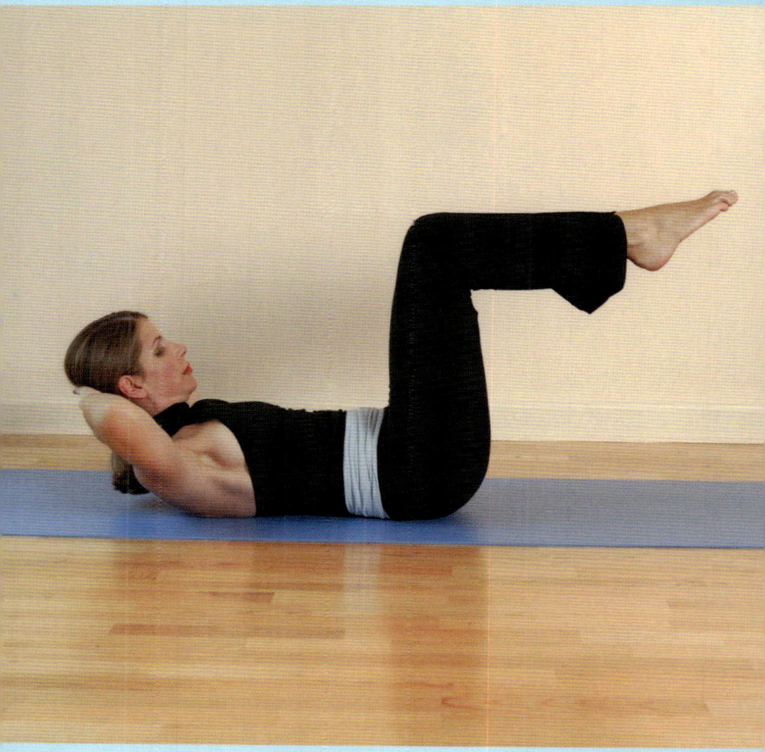

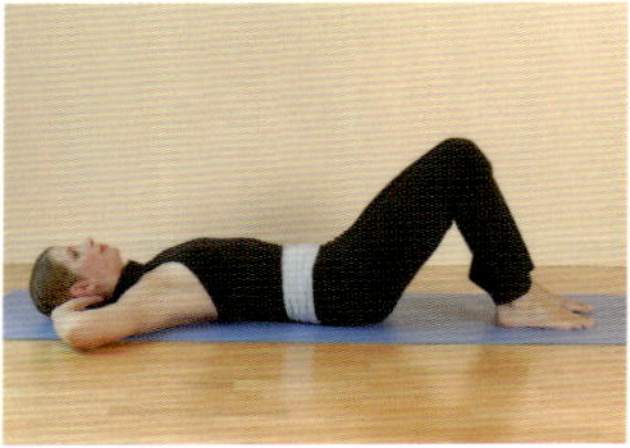

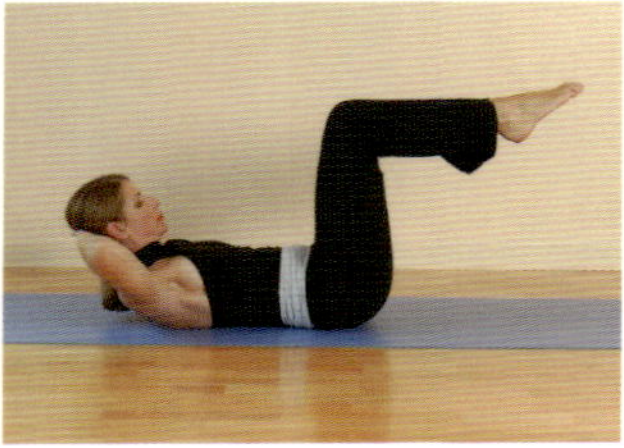

ZIEL: Die ersten Bauchübungen in Rückenlage zeigen Ihnen schön ausgeführte Curls (Bauchpressen).

1 Auf dem Rücken liegend die Beine Richtung Po ziehen, die Fußsohlen flach auf dem Boden. Halten Sie dabei Ihre Finger hinter dem Nacken verschränkt.

2 Drücken Sie den unteren Rücken flach auf den Boden, bringen Sie Ihre Knie in einen 90-Grad-Winkel – *die Knie genau auf die Hüften ausgerichtet, die Unterschenkel parallel zum Boden.* Führen Sie Ihr Kinn zur Brust und beugen Sie dabei den Rumpf nach oben, sodass der obere Teil der Schulterblätter sich vom Boden abhebt und die Bauchmuskeln aktiviert werden. Schauen Sie zu den Oberschenkeln. Halten Sie dies fünf Atemzüge, konzentrieren Sie sich darauf, den Bauchnabel beim Ausatmen nach innen und zum Brustkorb zu ziehen. Führen Sie zum Abschluss den Kopf langsam zum Boden zurück, die Beine bleiben für die nächste Übung in dieser Position.

Zehen stippen

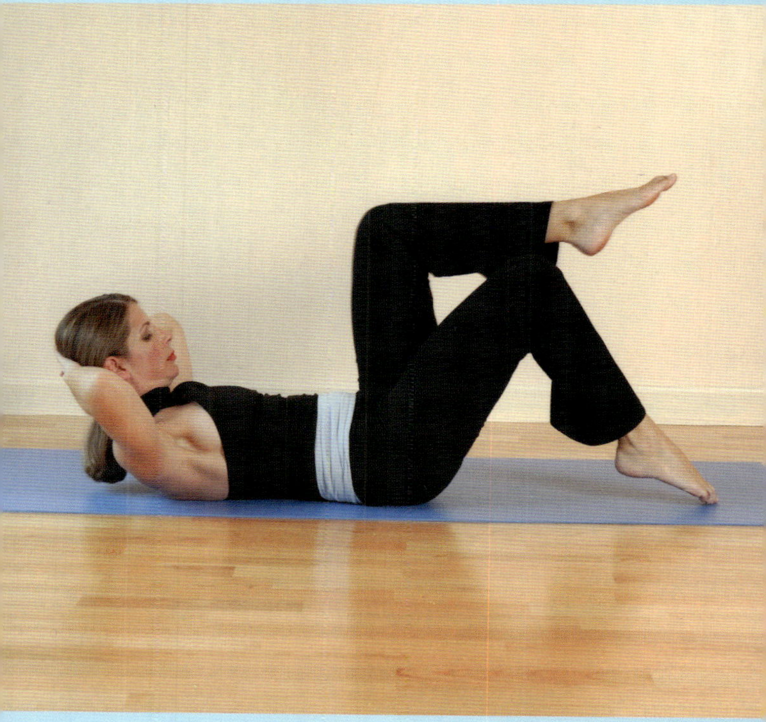

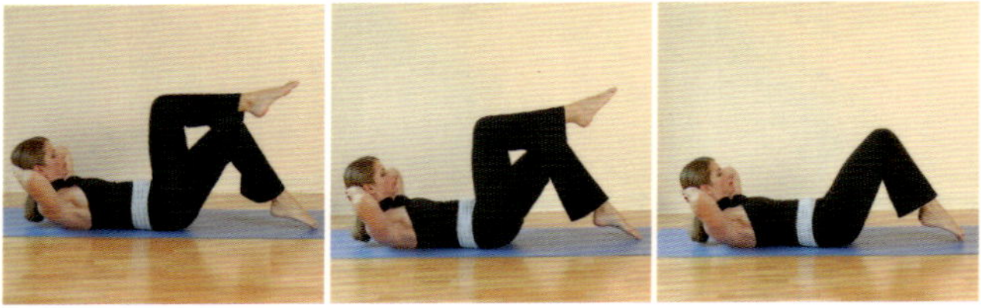

ZIEL: Die zweite Bauchübung in Rückenlage fordert Ihre Kernmuskelstabilität heraus, damit wird Ihr Kraftzentrum auf die nachfolgenden Übungen vorbereitet.

1 Rückenlage, Knie im 90-Grad-Winkel. Die Finger hinter dem Kopf verschränken. Das Kinn zur Brust drücken, der obere Teil der Schulterblätter hebt sich dabei vom Boden, die Bauchmuskeln werden aktiviert. Blick zu den Oberschenkeln. Atmen Sie ein, senken Sie dabei die rechten Zehen Richtung Boden, konzentrieren Sie sich auf eine neutrale Beckenhaltung – *stellen Sie sich vor, sie stippen die Zehen kurz in kochendes Wasser* – atmen Sie wieder aus, wenn Sie das Bein in die Ausgangsposition zurückbringen.

2 Senken Sie beim Einatmen die linken Zehen. Atmen Sie beim Zurückbringen des linken Beins aus. Wiederholen Sie die Übung auf jeder Seite fünf Mal.

3 Stippen Sie beim Einatmen aus derselben Ausgangsposition alle zehn Zehen Richtung Boden, heben Sie sie beim Ausatmen zurück. Das Becken bleibt neutral. Wiederholen Sie die Übung fünf Mal, senken Sie dann langsam den Kopf und danach die Füße.

Taillentraining

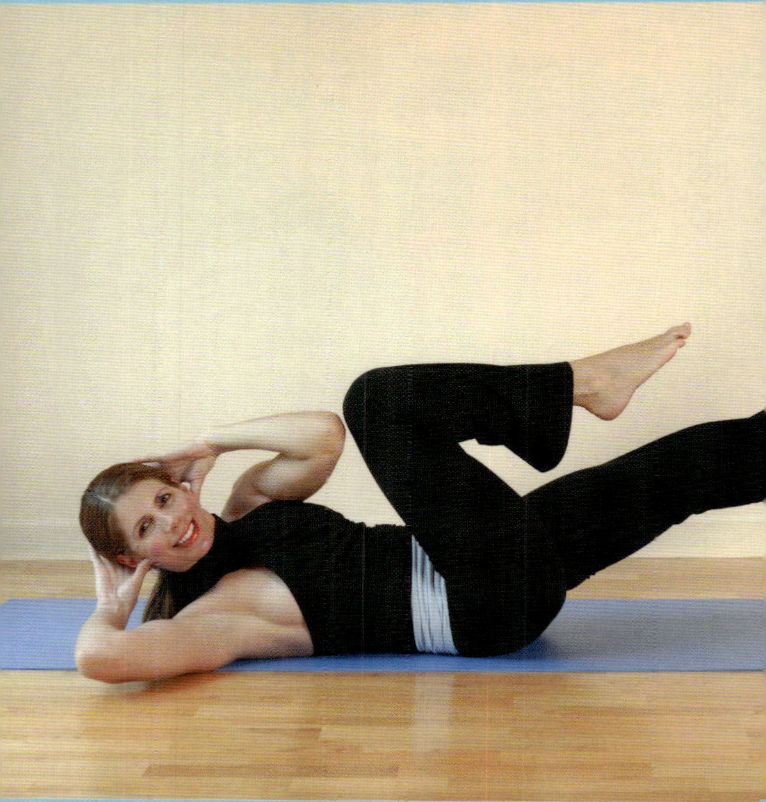

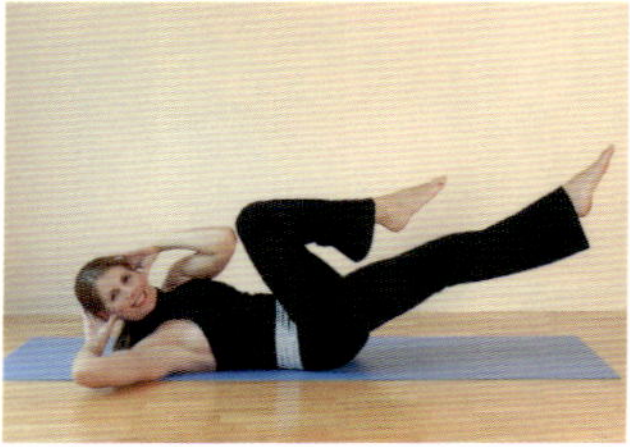

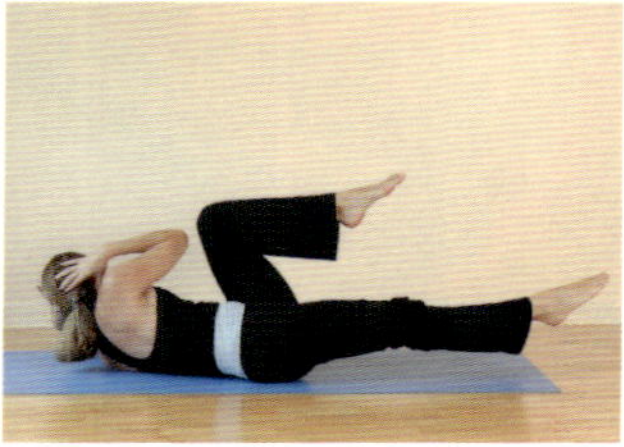

ZIEL: Fördert die Stabilität des Kraftzentrums und kräftigt die Kernmuskeln.

1 Rückenlage, Knie im 90-Grad-Winkel, Finger leicht verschränkt hinter dem Kopf. Das Kinn zur Brust drücken, sodass der obere Teil der Schulterblätter sich vom Boden hebt und die Bauchmuskeln aktiviert werden. Der Blick geht zu den Oberschenkeln. Einatmen. Beim Ausatmen den Ellbogen zum rechten Knie drehen und das linke Bein strecken. Drei Atemzüge halten. Den Bauch tiefer in den Boden sinken lassen, die Drehung mit jedem Atemzug verstärken.

2 Kommen Sie zur Mitte, wiederholen Sie die Übung auf der anderen Seite. Halten Sie nun die Kontraktion und verstärken sie sie mit jedem Atemzug. Wiederholen Sie die Übung drei bis fünf Mal auf jeder Seite, ruhen Sie dann aus. Um es leichter zu machen, können Sie das ausgestreckte Bein auch zur Zimmerdecke strecken.

- Ruhen Sie rechtzeitig aus. Das Wichtigste ist, die Übung perfekt durchzuführen. Machen Sie lieber weniger, dies aber richtig.
- Konzentrieren Sie sich auf den Rücken – er darf sich nicht nach oben heben, der Bauch darf sich nicht wölben.
- Keine ruckartigen Bewegungen machen; den Rumpf stets stabilisieren.

Knie-zur-Brust-Dehnung

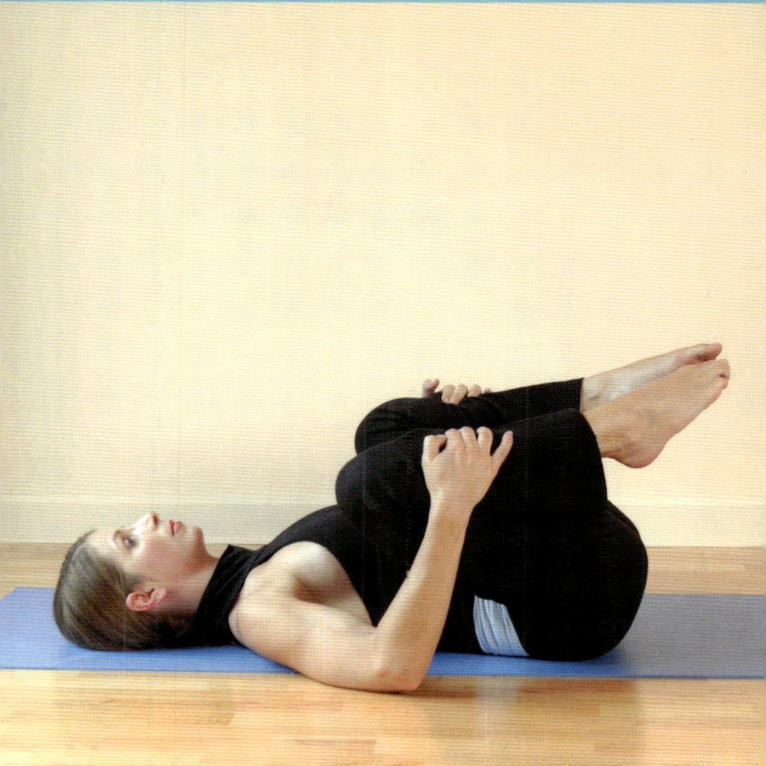

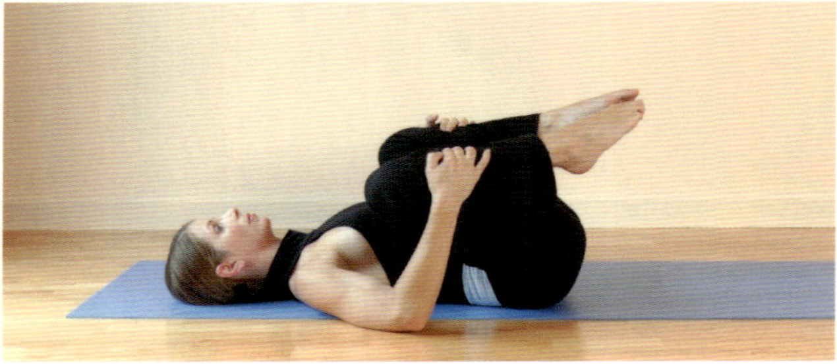

ZIEL: Diese Dehnung ist eine Ruheposition, die die Spannung aus unterem Rücken, Beinbeugern und Hüftbeugern nimmt. Sie können sich jederzeit, wenn Sie es brauchen, in dieser Position ausruhen.

1 Legen Sie die Arme um die angezogenen Knie. Drücken Sie die Knie mit der Armkraft zu den Achselhöhlen. Lösen Sie die Spannung, während der untere Rücken mit dem Atmen weiter in den Boden sinkt. Halten Sie dies zehn bis zwanzig Atemzüge.

- Der Rücken darf sich kein bisschen vom Boden heben.
- Nacken nicht überstreckt, Kinn nicht nach oben. Legen Sie ein Handtuch unter den Kopf, um Nacken und Schultern lang zu machen.
- Lassen Sie Wirbel für Wirbel im Boden versinken – stellen Sie sich vor, wie Ihre Wirbelsäule vom Scheitel bis zum letzten Wirbel lang wird.

Po-Balance

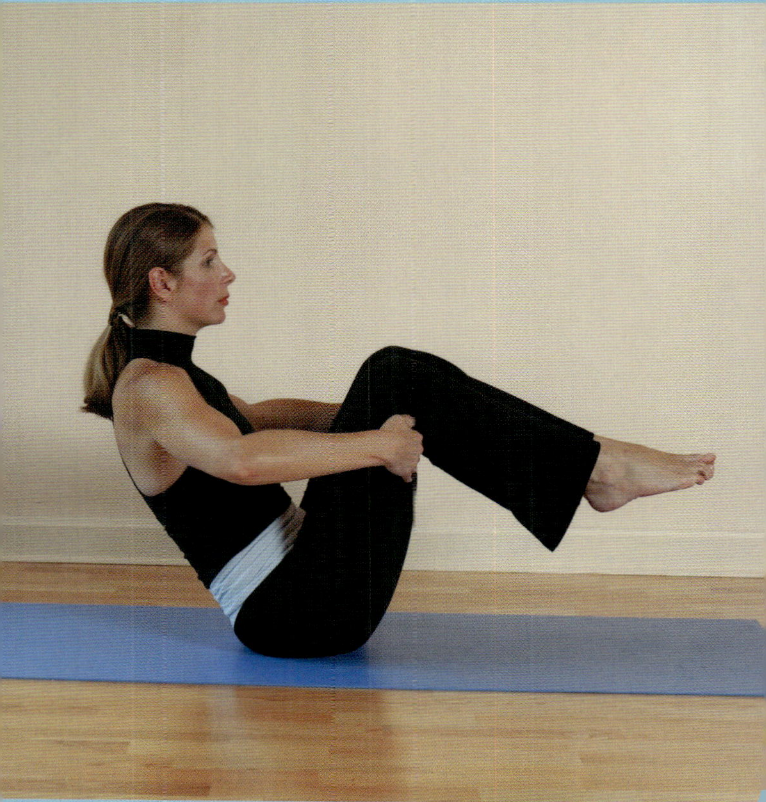

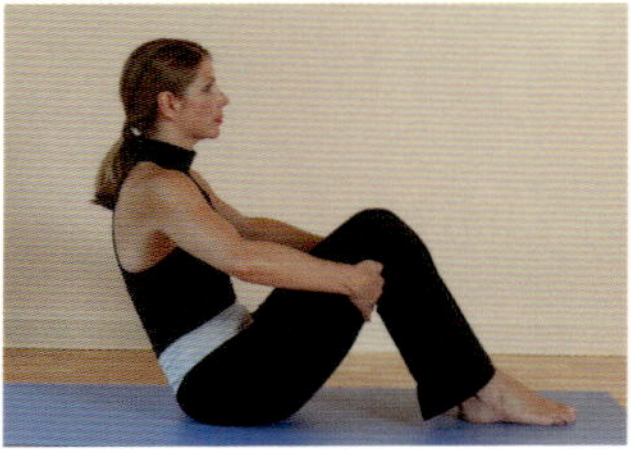

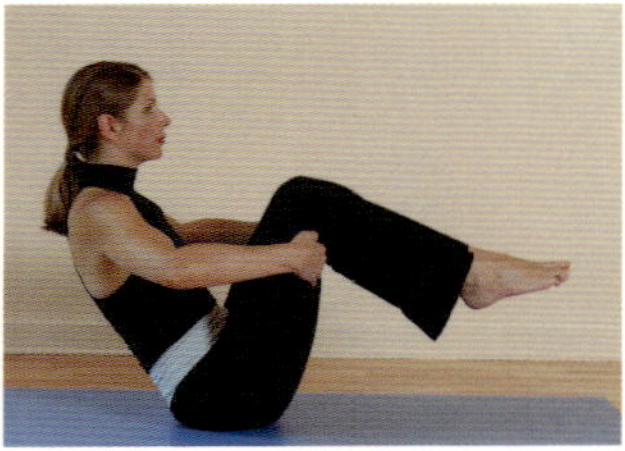

ZIEL: Zielt auf den queren Bauchmuskel und bereitet auf die folgenden Gleichgewichtsübungen vor. Ziel ist, sicherzustellen, dass der Bauch die Beckenknochen bewegt, sodass das Schambein nach oben geschoben und Bauch-, Beine- und Pomuskeln gehoben werden; der mit den Bauchmuskeln arbeitende Atem sorgt für Hüftstabilität.

1 Sie sitzen auf dem Po, Knie zusammen, die Füße fest auf den Boden gepresst, etwa 10 cm von den Gesäßknochen entfernt. Legen Sie Ihre Hände auf die Rückseite der Oberschenkel.

2 Einatmen. Beim Ausatmen den Schambeinknochen zur Zimmerdecke ziehen und die Zehen vom Boden heben. Nach Einnahme der Position einatmen, beim Ausatmen die Kontraktion vertiefen, den Schambeinknochen zum Nabel ziehen, den Nabel nach innen und oben unter den Brustkorb. Fünf Atemzüge halten, dann auf dem Rücken lang ausrollen und die Knie zur Brust ziehen.

- Stellen Sie sich vor, Sie formen aus Ihrem Bauch den Buchstaben C.
- Heben Sie die Schultern nicht. Schieben Sie die Schulterblätter hinunter, um die oberen Rückenmuskeln zu beteiligen.
- Denken Sie daran, Atem und Wirbelsäule zu verbinden, um ins Gleichgewicht zu kommen sowie Kontrolle, Stabilität und Anmut zu erlangen.

Schulterbrücke

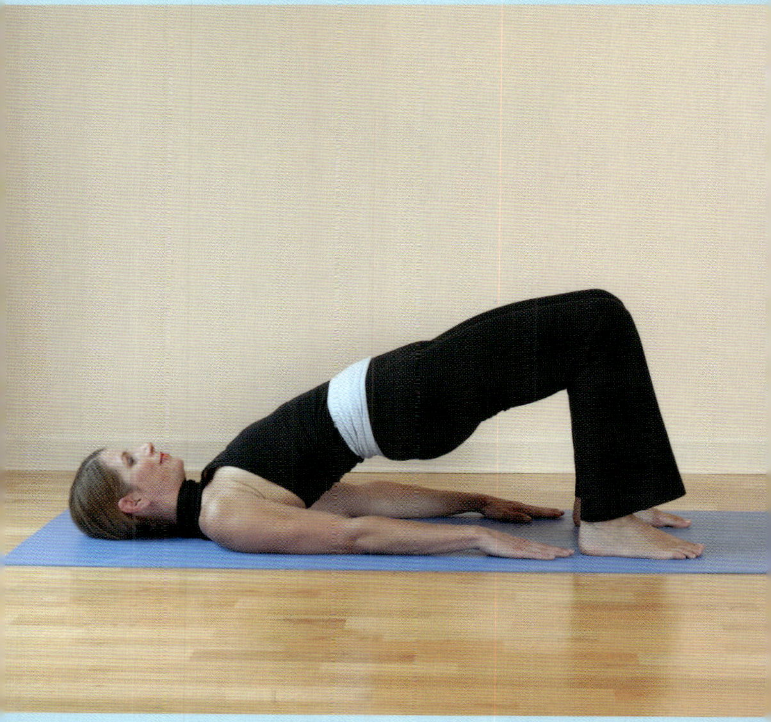

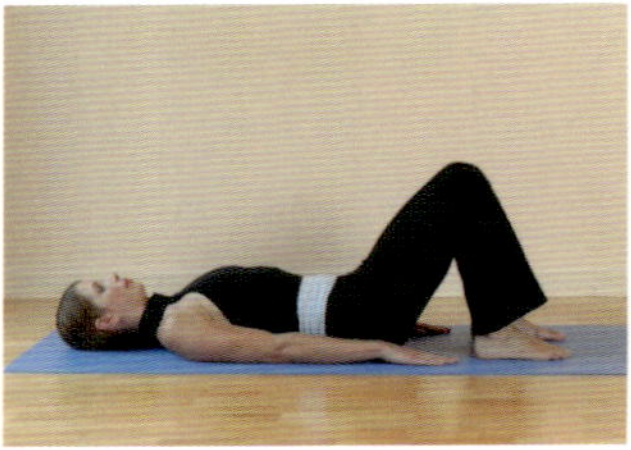

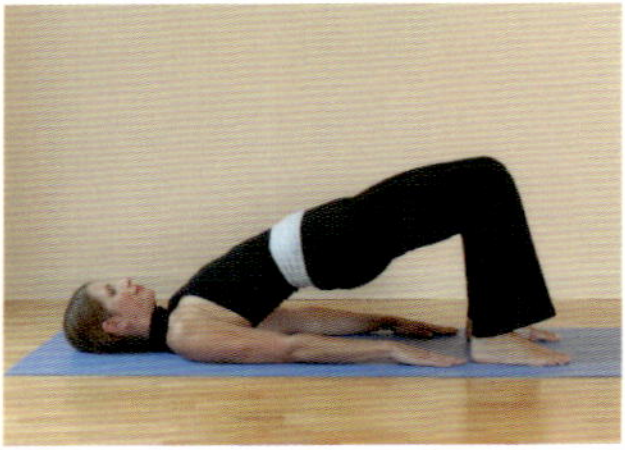

ZIEL: Kräftigt die Beinbeuger, Rücken-, Po- und innere Oberschenkelmuskeln; dehnt Quadrizeps, Hüftbeuger und Bauchmuskeln.

1. Legen Sie sich flach auf den Rücken, die Beine angezogen, die Füße flach auf dem Boden. Strecken Sie die Arme an der Seite entlang aus, die Handflächen leicht auf den Boden gepresst.

2. Einatmen. Die Handflächen in den Boden pressen, um die oberen Rückenmuskeln zu aktivieren. Atmen Sie aus und schieben Sie den Schambeinknochen zur Zimmerdecke, sodass der Rumpf und damit die Wirbelsäule sich Wirbel für Wirbel vom Boden hebt – *stellen Sie sich vor, wie sich eine Perlenkette Glied für Glied vom Boden hebt.* Strecken Sie nach dem Heben der Hüften die Fingerspitzen zu den Zehen, sodass Ihr Körpergewicht auf den Schultern und den oberen Rückenmuskeln ruht, *nicht auf dem Nacken.* Halten Sie die Knie parallel und gerade, während Sie Ihre Beinbeuger näher zum Po ziehen. Zehn bis 20 Atemzüge halten, dann den Rücken sanft zu Boden rollen, Wirbel für Wirbel.

- Auf die Knieausrichtung achten. Die Knie müssen gerade über den Fersen ausgerichtet sein, nicht zur Seite offen.
- Sie müssen fähig sein, den Kopf zu heben. Keinen unnötigen Druck in den Nacken; die oberen Rückenmuskeln tragen das Körpergewicht.

Wirbelsäule heben

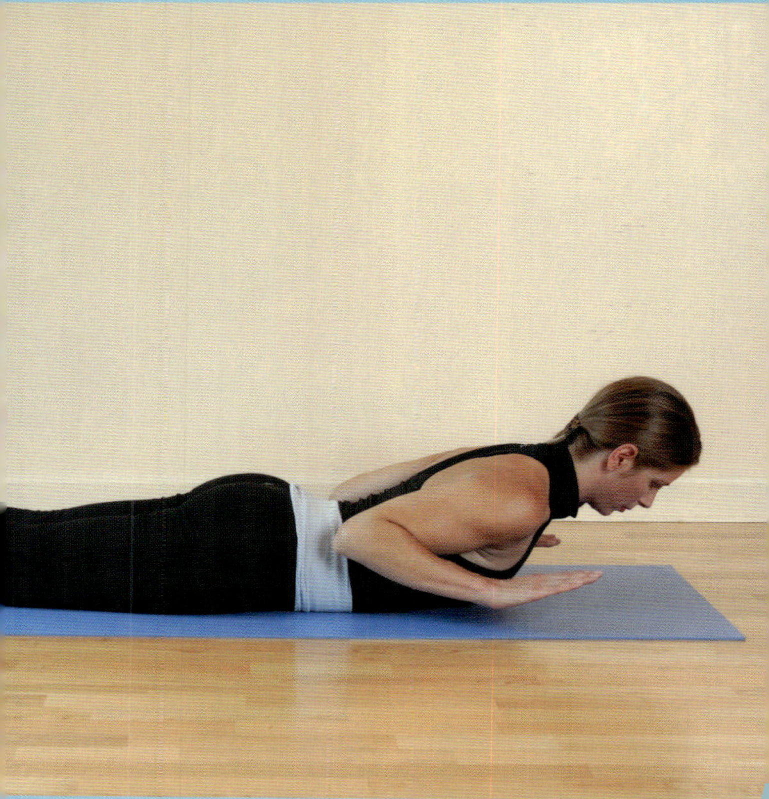

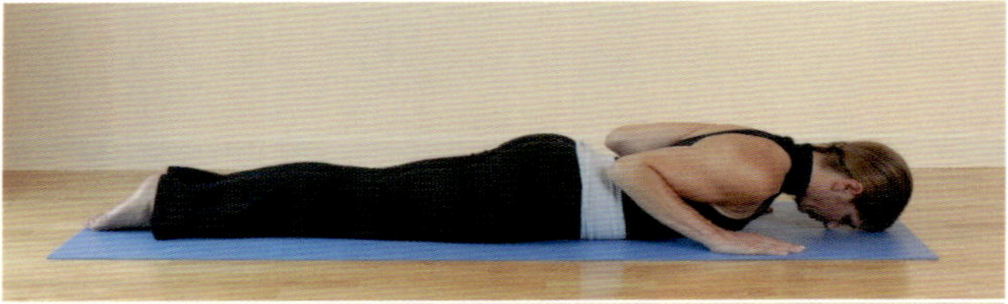

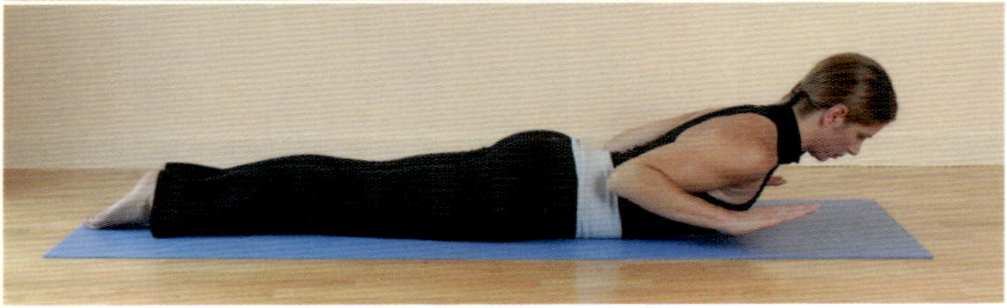

ZIEL: Nach den ganzen Curls müssen Sie den Körper drehen, um die Rückenmuskeln zu trainieren und Bauch, Beine und Po zu dehnen. Obwohl die Dehnung gemäßigt ist und eher auf die oberen Rückenmuskeln zielt, werden auch die langen Rückenstrecker trainiert.

1. Auf den Bauch legen, Beine nach hinten gestreckt. Die Handflächen genau unter die Schultern legen, die Ellbogen zeigen zu den Zehen und auf den Boden. Blick zum Boden.

2. Atmen Sie ein und heben Sie dabei die Handflächen und den Brustkorb vom Boden. Schieben Sie in dieser Position die Schulterblätter nach unten, um die oberen Rückenmuskeln zu aktivieren. Halten Sie die Position drei bis fünf Atemzüge lang. Ruhen Sie aus. Wiederholen Sie die Übung drei Mal.

Liegestützdehnung

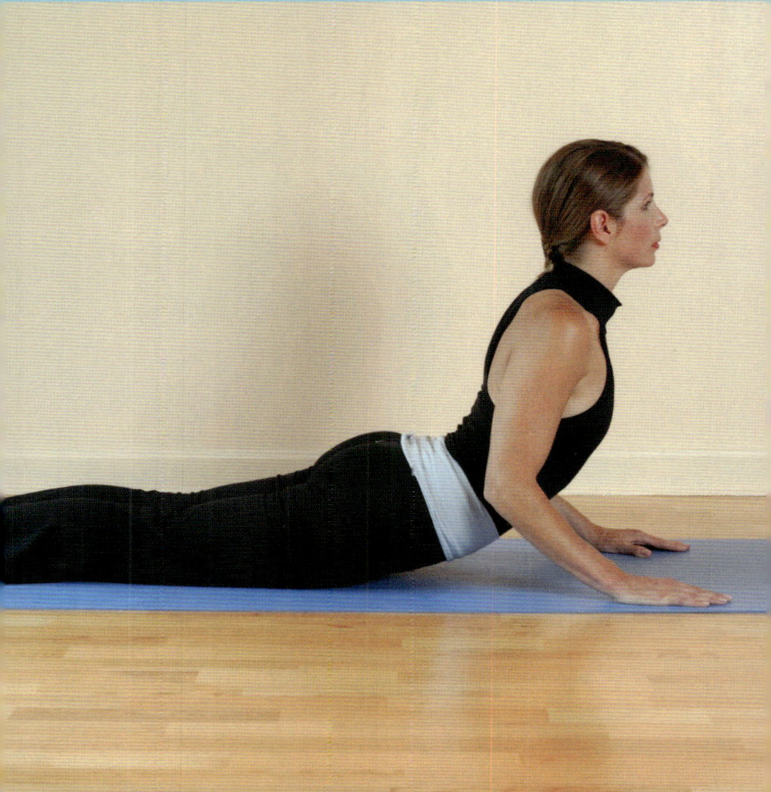

ZIEL: Kräftigt die oberen Rückenmuskeln und die Muskeln entlang der Wirbelsäule.

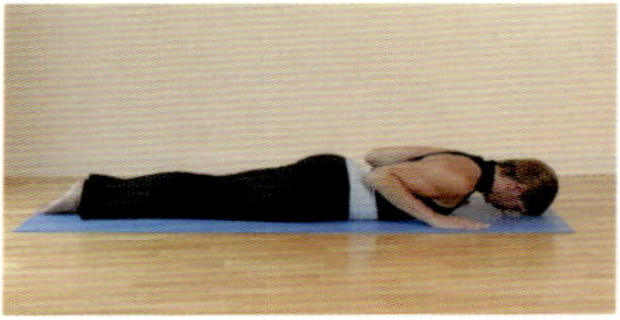

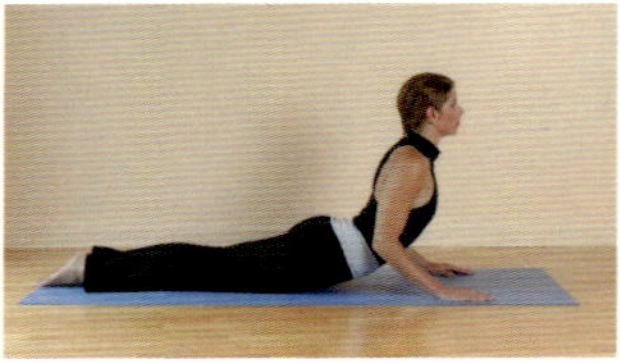

1 Bauchlage, Beine nach hinten gestreckt, hüftbreit nebeneinander. Legen Sie die Handflächen auf den Boden, genau unter den Schultern, pressen Sie die Ellbogen auf den Boden und seitlich an den Brustkorb. Blick zum Boden.

2 Atmen Sie ein, drücken Sie sich lang nach oben; Ihre Armkraft hebt dabei Brust und Bauch vom Boden. Stellen Sie sich vor, wie Sie vom Scheitel aus nach oben wachsen, um Ihre Wirbelsäule zu strecken, statt den unteren Rücken ins Hohlkreuz zu bringen. Halten Sie die Position fünf Atemzüge und kehren Sie dann zur Ruheposition zurück. Wiederholen Sie die Übung drei Mal und ruhen Sie dann in der Aktives-Kind-Position aus.

- Möglicherweise neigen Ihre Schultern dazu, sich Richtung Ohr zu heben. Dies weist auf einen schwachen oder verspannten Rücken hin. Ziehen Sie die Schulterblätter zur Stabilisierung den Rücken hinunter. Meiden Sie diese Übung, wenn Sie Ihre Schulterblätter nicht kontrollieren können.
- Entspannen Sie Ihre Pomuskeln, um zu starke Anspannung und zu großen Druck auf den unteren Rücken zu vermeiden.
- Schauen Sie nicht zur Zimmerdecke; sehen Sie auf den Boden, um den Körper vom Scheitel an lang zu machen und dann geradeaus.

Wirbelsäulendreh in Rückenlage

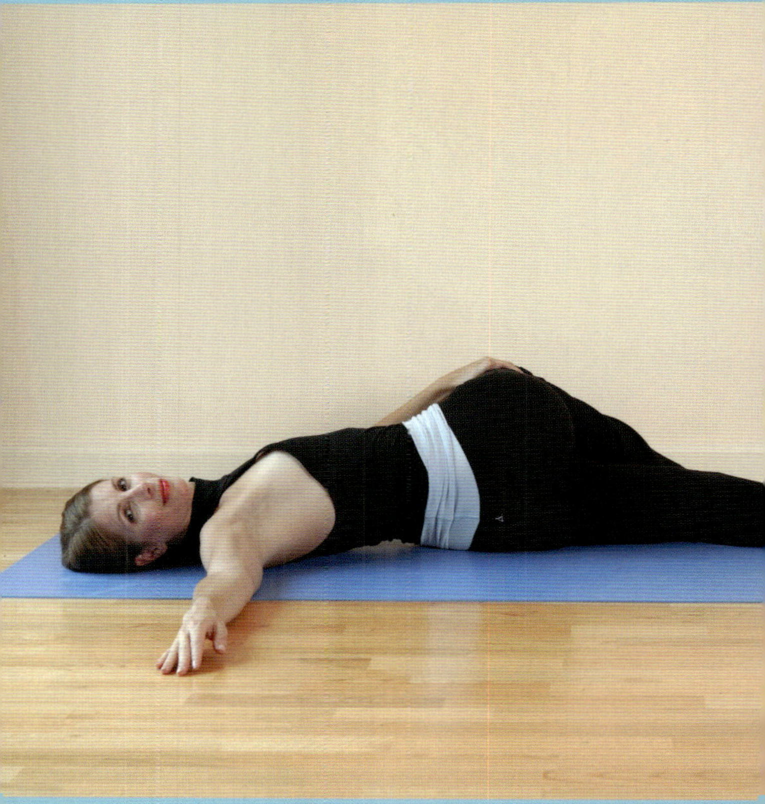

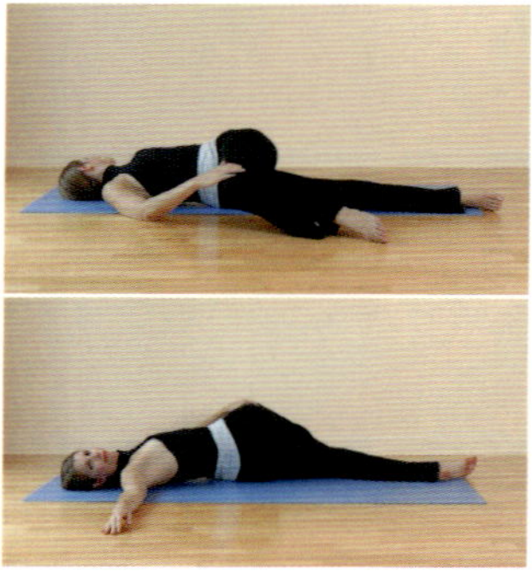

ZIEL: Diese Dehnung lockert Ihre Rückenmuskeln, die nach den beiden vorigen Übungen etwas verspannt sein könnten. Sie wirkt zudem reinigend und bereitet Sie auf eine fortgeschrittenere Drehung vor.

1 Rückenlage, Beine gestreckt. Hände seitlich strecken. Die Arme bilden ein T. Linkes Knie zur Brust ziehen. Einatmen und mit der rechten Hand linkes Knie auf die rechte Körperseite führen. Das gestreckte Bein darf sich bewegen. Ausatmen und das Knie mit der rechten Hand weiter zum Boden führen, um eine stärkere Dehnung zu erreichen. Blick auf die gegenüberliegende Schulter. Halten Sie die Position zehn bis zwanzig Atemzüge.

2 Kehren Sie zur Ausgangsposition zurück und wiederholen Sie die Drehung mit dem rechten Bein. Atmen Sie immer tiefer in die Drehung hinein aus und führen Sie das Knie mit Ihrer Hand weiter zum Boden. Halten Sie die Position zehn bis zwanzig Atemzüge lang.

- Wenn Sie eine Bandscheibenverletzung haben, dürfen Sie keine Drehungen machen. Fragen Sie Ihren Arzt. Machen Sie sich nichts daraus, wenn Ihre Schultern sich vom Boden heben. Entspannen Sie sich und werden Sie locker.

Core-Training im Stehen

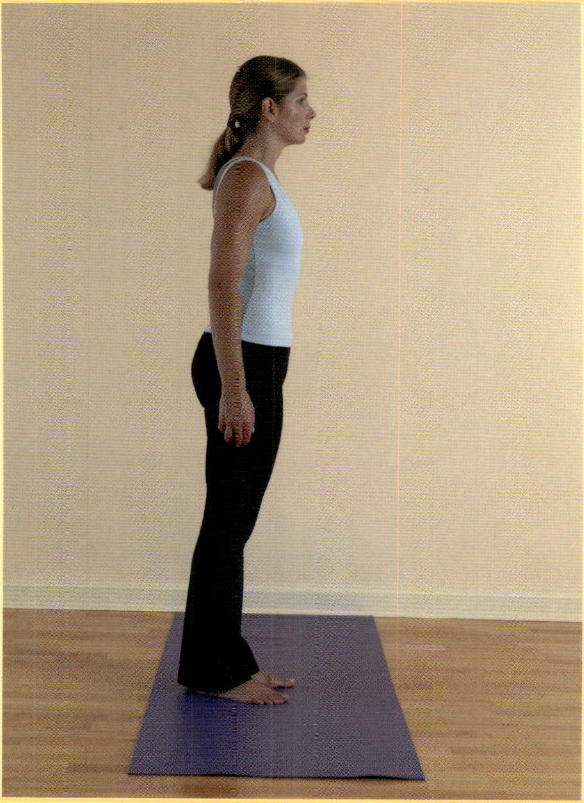

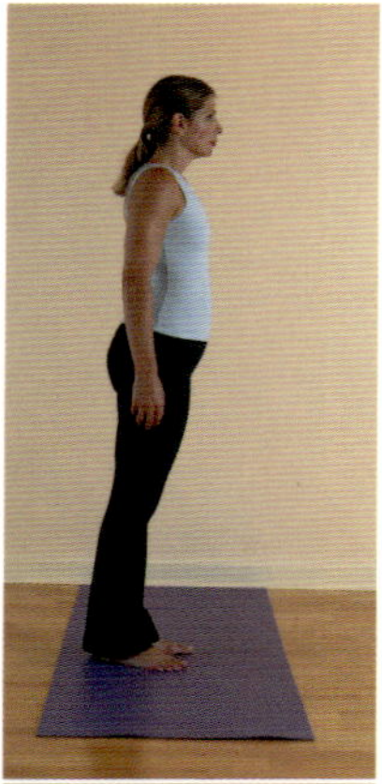

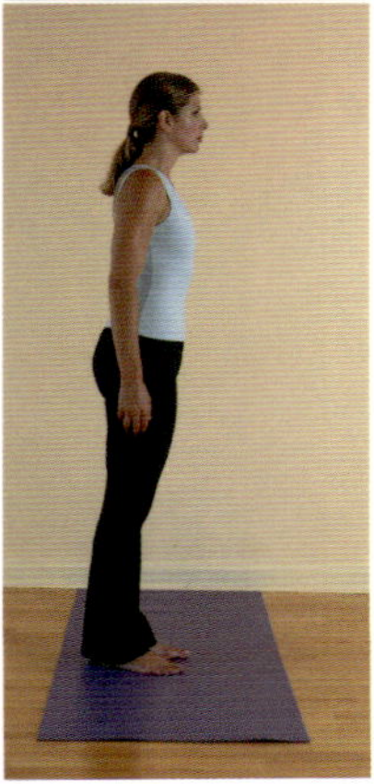

ZIEL: Diese Atemübungen stärken die Verbindung zum Kraftzentrum und dienen als Wirbelsäulen-Warm-up. Erinnern Sie sich: Ziel ist, beim Ausatmen ein C vom Schambeinknochen bis zum Nabel zu bilden, sodass Sie die Anspannung des Beckenbodens spüren.

1. Standposition, Fersen nebeneinander, Füße leicht auswärts. Arme nach unten und Schulterblätter den Rücken hinunter ziehen. Ein Handtuch zwischen den oberen Teil der Oberschenkel nehmen. Handtuch festhalten, um die Spannung der inneren Oberschenkelmuskeln zu spüren, die den Beckenboden aktivieren.

2. Atmen Sie ein und zählen Sie dabei auf drei. Lassen Sie Ihren Bauch dabei weit werden. Atmen Sie nun tief aus, zählen Sie dabei auf fünf. Drücken Sie dabei den Schambeinknochen Richtung Nabel, den Nabel nach innen und oben zu den Rippen. Halten Sie die Position fünf komplette Atemzüge. Möglicherweise möchten Sie die Atemzüge verlängern, Sie können auch auf fünf einatmen und auf acht ausatmen.

Core-Aktivierung in Balance

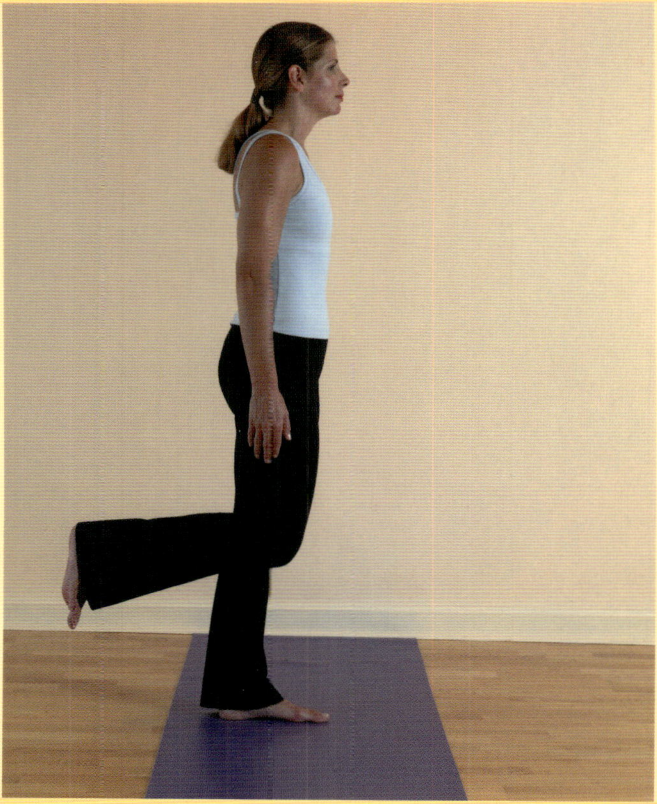

ZIEL: Diese Übung wird intensiver je höher Sie Ihr Bein heben – Ihr Fuß gibt Ihnen Halt. Ihre seitliche Stabilität hängt von der Stabilität der aktiven Muskeln in Ihrem Standbein von der Hüfte bis hinunter zu den Zehen ab. Sie regen Ihre Kernmuskeln an und trainieren gleichzeitig alle Beinmuskeln.

1. Standposition, ein Knie anziehen, bis das Schienbein parallel zum Boden ist. *Ein Handtuch zwischen den Oberschenkeln hilft zu spüren, wie die inneren Oberschenkelmuskeln sich spannen und den Beckenboden aktivieren.* Fünf Atemzüge halten. Auf drei ein- und auf fünf ausatmen.

2. Wiederholen Sie dies mit dem anderen Bein.

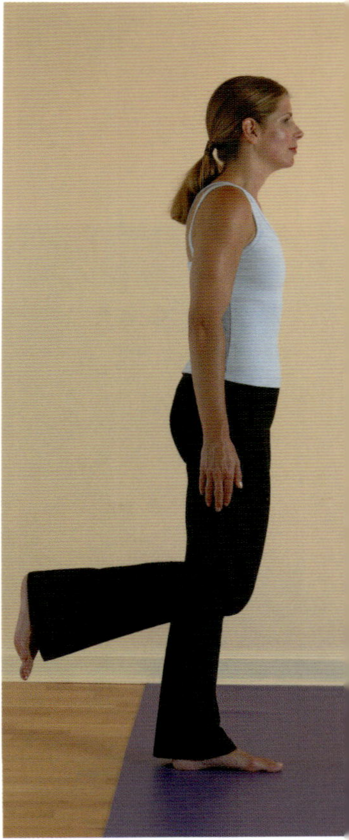

- Versuchen Sie die Augen zu schließen.
- Fragen Sie sich: Wie fühle ich mich? Was geschieht in meinem Körper? Bin ich wackelig? Habe ich die Kontrolle über mein Zentrum verloren? Rutscht das Handtuch herunter?

Schulterdehnung in der Grätsche

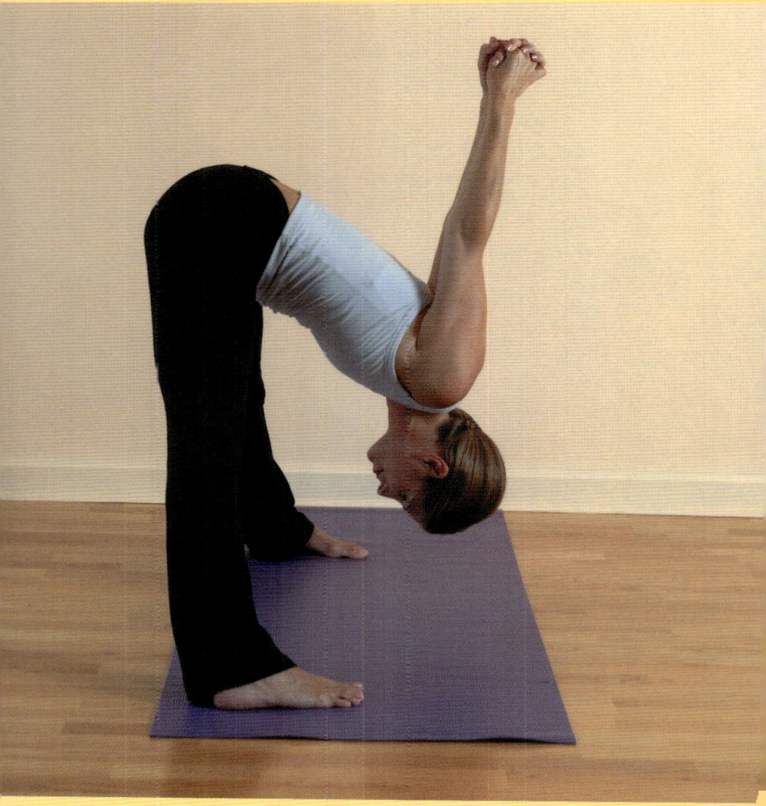

ZIEL: Löst Verspannungen im oberen Körperbereich und in den Schultern, öffnet Hüften und Beinbeuger. Diese Umkehrstellung versorgt außerdem Ihr Gehirn mit frischem Sauerstoff.

1 Standposition, Beine etwas über einen Meter auseinander. Füße leicht einwärts. Finger hinter dem Rücken verschränken, Handflächen zusammen. Atmen Sie ein, heben Sie das Kinn und wölben Sie den Rücken leicht nach vorn. *Möglicherweise spüren Sie einen leichten Zug über der Brust.*

2 Atmen Sie aus, beugen Sie sich von der Hüfte ausgehend nach vorn, das Kinn bleibt Richtung Brust gebeugt, die Arme so gerade wie möglich.

3 Lassen Sie den Kopf zwischen den Beinen hängen. Während Sie zum Bauch schauen, dehnt sich die Wirbelsäule. Arme über den Kopf heben, Handflächen berühren sich. Vielleicht reichen die Arme zum Boden. Entspannen Sie sich, halten Sie die Position zehn bis zwanzig Atemzüge.

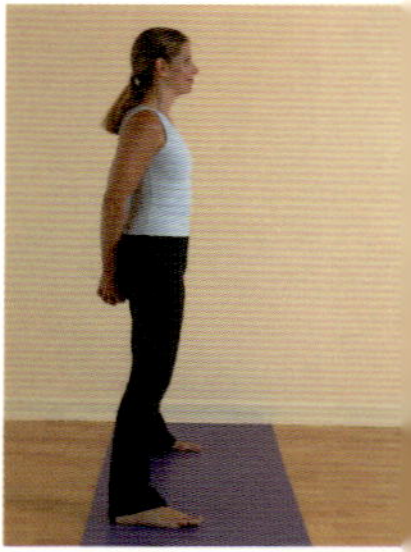

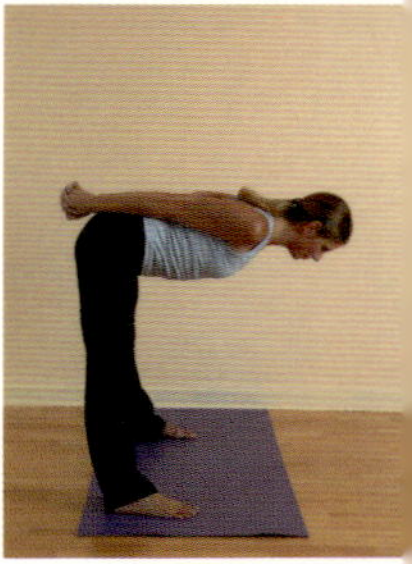

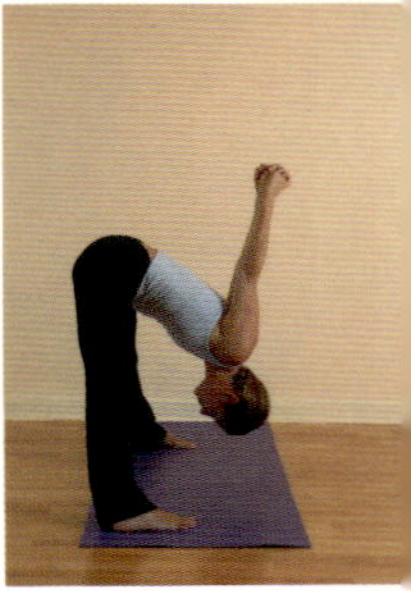

- Entspannen Sie Nacken, Kiefer und Kopf.
- Schauen Sie auf Ihren Bauch, ziehen Sie Ihr Kinn näher an die Brust.
- Ziehen Sie Bauch, Beine und Po zur Wirbelsäule. Aktivieren Sie den Transversus bei jedem Ausatmen.
- Lassen Sie Ihre Quadrizeps die Kniekehlen zur Hüfte ziehen, damit die Knie nicht durchgedrückt oder überdehnt werden.

Ziehen und Drücken

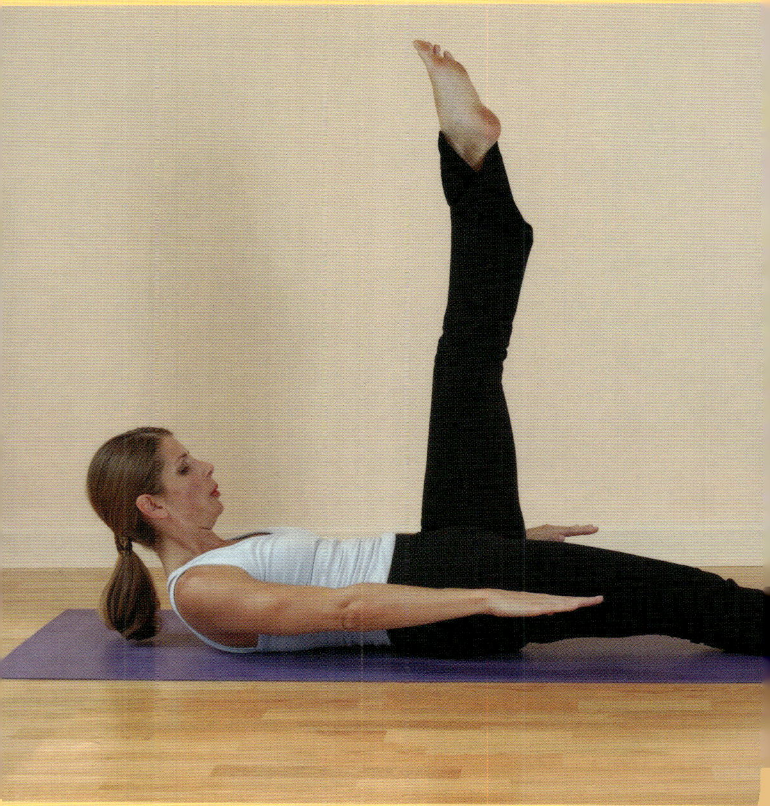

ZIEL: Die erste Mittelstufen-Bauchübung in Rückenlage bereitet auf die folgenden Einheiten vor; integriert und kräftigt sämtliche Bauchmuskelschichten. Ziel ist, den Nabel an die Wirbelsäule zu pressen, während Arme und Beine die Bauchmuskeln aktivieren. Pressen Sie stets den ganzen Rücken auf den Boden, um Druck vom unteren Rücken zu nehmen.

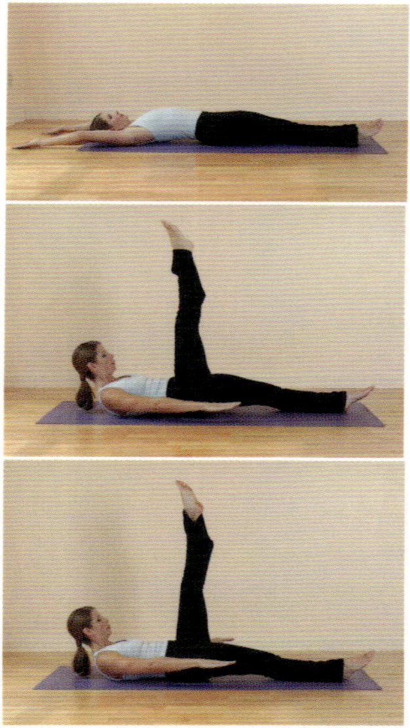

1. Rückenlage, Beine gerade ausgestreckt. Strecken Sie die Arme bis zu den Fingerspitzen hinter dem Kopf aus. Genießen Sie diese Dehnung! Atmen Sie ein.

2. Atmen Sie aus und schieben Sie dabei das rechte Bein Richtung Zimmerdecke und die Arme nach oben und vorn. Der Rumpf hebt sich dabei nach vorn, die Fingersspitzen strecken sich Richtung Bein. Atmen Sie ein und kommen Sie wieder zur Ausgangsposition zurück.

3. Atmen Sie aus und schieben Sie das linke Bein Richtung Zimmerdecke. Der Rumpf hebt sich nach vorn, die Fingerspitzen strecken sich Richtung Bein. Atmen Sie ein und kommen Sie zur Ausgangsposition zurück. Wiederholen Sie die Übung fünf Mal.

Spagatübung

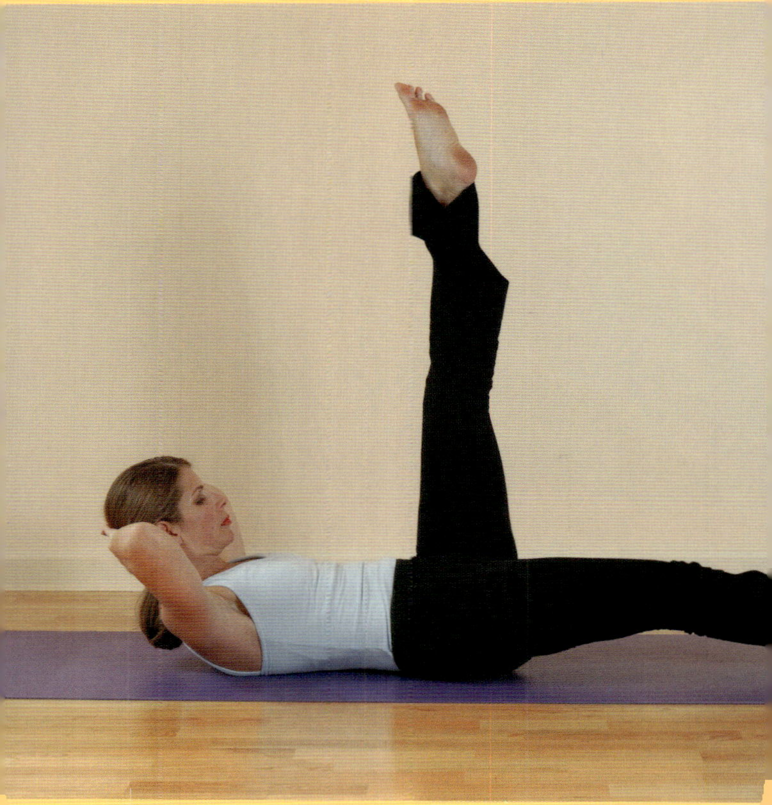

ZIEL: Die zweite Bauchübung in Rückenlage für die Mittelstufe dient der weiteren Integration und Kräftigung des gesamten Bauchbereichs.

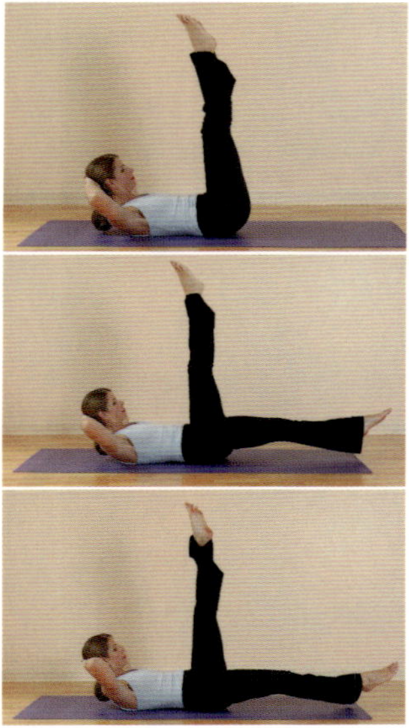

1 Rückenlage, die Fersen strecken sich Richtung Zimmerdecke. Verschränken Sie die Hände hinter dem Kopf und ziehen Sie Ihr Kinn Richtung Brust. Die Schulterblätter heben sich dabei vom Boden.

2 Das rechte Bein senken, zwei bis fünf Zentimeter über dem Boden halten. Es geht darum, das Bein zu halten, während Sie tief atmen, um die Bauchmuskeln in isometrischer Kontraktion (ohne Bewegung) zu aktivieren. Mit der Dehnung des Beins die Pomuskeln spannen und die inneren Oberschenkelmuskeln aktivieren – *stellen Sie sich vor, dass Ihre Oberschenkel durch eine magnetische Kraft zueinander gezogen werden.* Fünf Atemzüge halten.

3 Wechseln Sie nun in einer Scherbewegung das Bein. Übung fünf Mal wiederholen.

- Wenn Ihre Wirbelsäule nicht stabil auf dem Boden bleibt, können Sie die Knie beugen oder die zugehörige Anfängerübung nochmal machen.

Toter Käfer

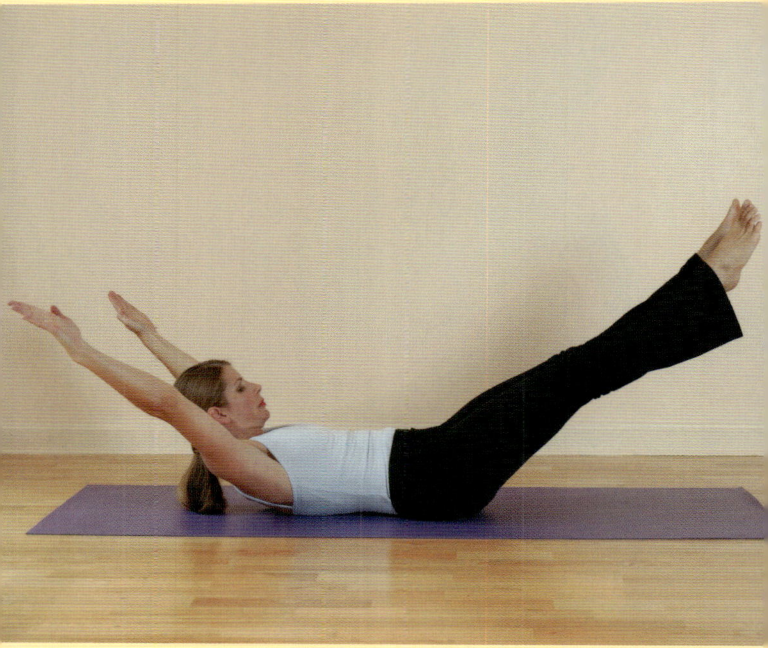

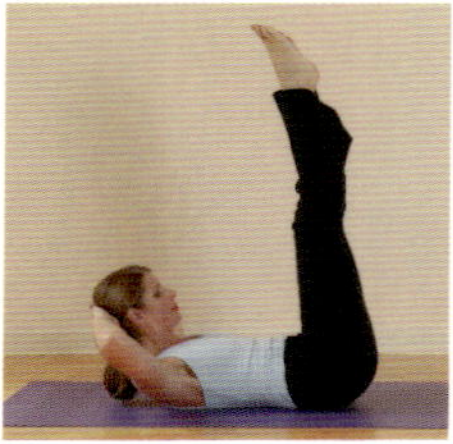

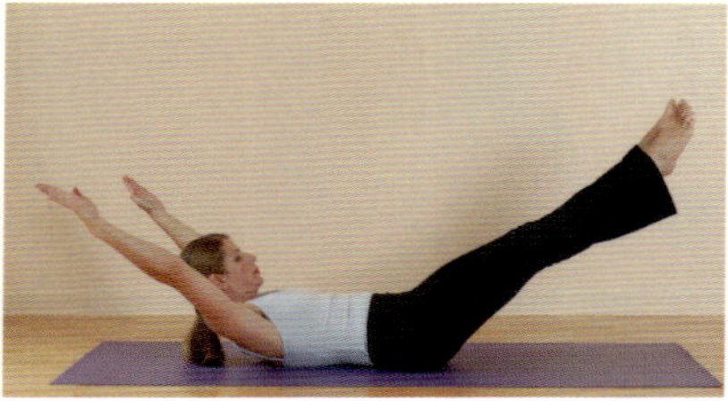

ZIEL: Die gleichzeitige Streckung von Armen und Beinen fördert die Stabilität des Kraftzentrums rundum. Es werden alle Kernmuskeln auf einmal gekräftigt.

1 Rückenlage, die Fersen zeigen zur Zimmerdecke, die Beine sind ausgestreckt. Verschränken Sie die Hände hinter dem Kopf und ziehen Sie das Kinn zur Brust. Die Schulterblätter heben sich dabei.

2 Atmen Sie langsam ein und senken Sie dabei die Beine, bis Ihre Zehen sich in einer Linie mit der Nase befinden. Atmen Sie dann aus und strecken Sie dabei Ihre Arme nach hinten aus. Halten Sie die Position fünf ganze Atemzüge lang. Atmen Sie dabei tief aus, um die Bauchmuskeln fest an die Wirbelsäule zu pressen.

Drehung mit geradem Bein

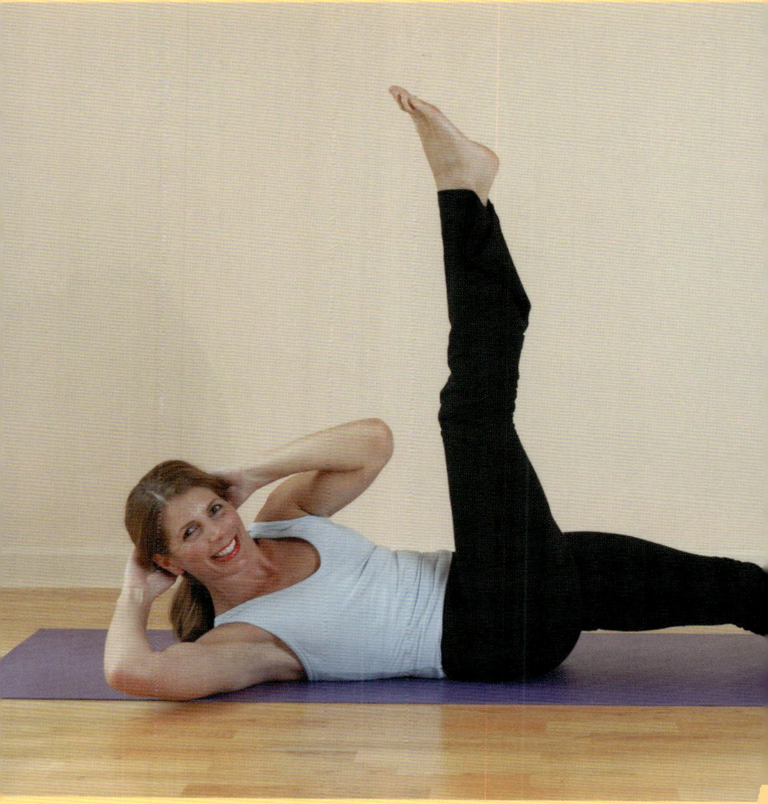

ZIEL: Die letzte Bauchübung in Rückenlage für die Mittelstufe fügt dem Ganzen eine schwierige kontrollierte Drehung bei.

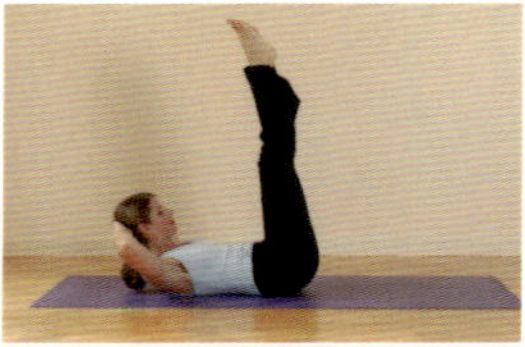

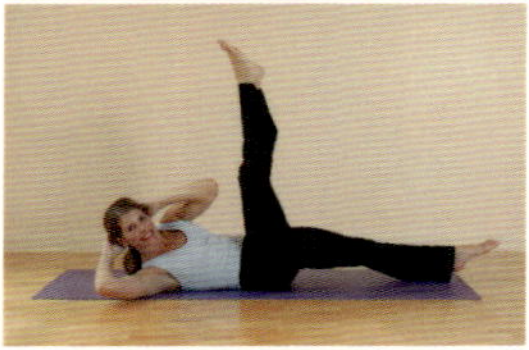

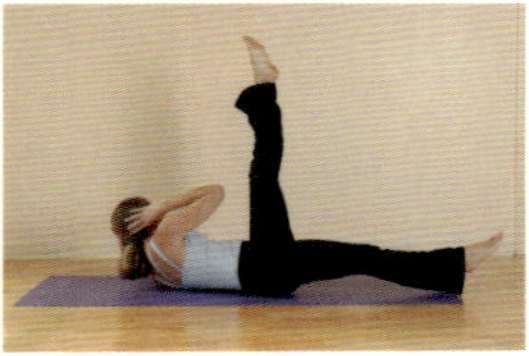

1 Rückenlage, Ihre Fersen ziehen dabei Richtung Zimmerdecke. Verschränken Sie die Hände leicht hinter dem Kopf und ziehen Sie das Kinn zur Brust. Die Schulterblätter heben sich dabei vom Boden.

2 Strecken Sie das linke Bein, halten Sie es zwei bis fünf Zentimeter über dem Boden, das rechte Bein streckt sich lang zur Zimmerdecke aus. Drehen Sie den Ellbogen zum rechten Knie und halten Sie die Kontraktion. Atmen Sie tief und versuchen Sie, den Ellbogen mit jedem Atemzug weiter an Ihrem Knie vorbeizubringen. Fünf Atemzüge halten.

3 Die Übung mit dem anderen Bein wiederholen. Der Bauch sinkt mit jedem Atemzug tiefer. Die Übung fünf Mal mit jedem Bein wiederholen, dann zur Dehnung die Knie zur Brust ziehen.

- Sie können ein Handtuch zwischen die Beine klemmen, um die Spannung des Beckenbodens besser zu spüren und die Wirbelsäule zu stabilisieren.
- Beugen Sie während der Übungen die Knie, wenn Sie den Rumpf nicht stabil am Boden halten können oder das Becken sich bewegt.
- Die Übung meiden, wenn Sie Nackenprobleme hatten oder haben.

Wirbelsäulendehnung: Arme und Beine heben

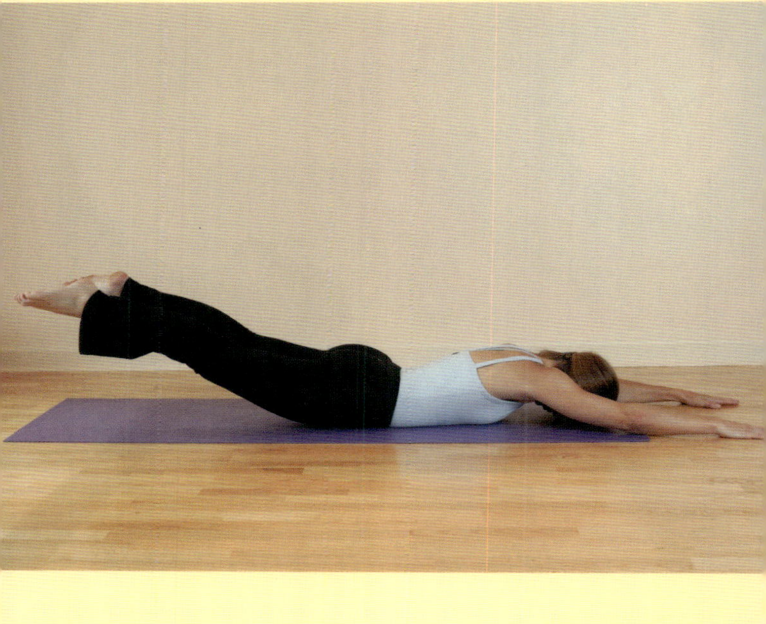

ZIEL: Kräftigt die Muskeln entlang der Wirbelsäule ebenso wie die Beinbeuger und die Gesäßmuskeln. Dehnt außerdem den Brustbereich und die Vorderseite der Schultern.

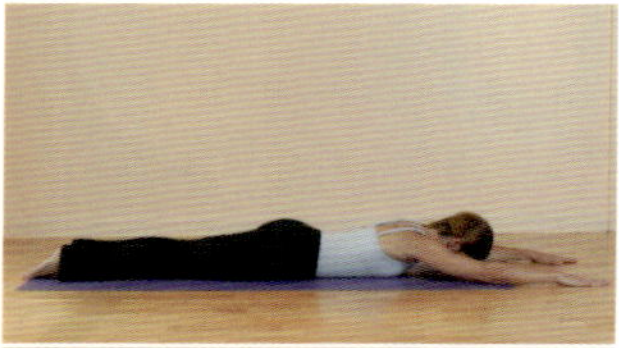

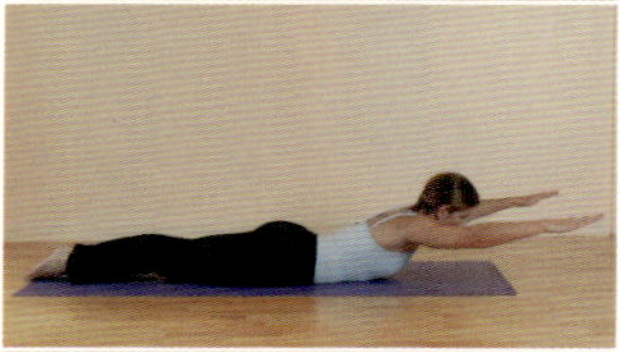

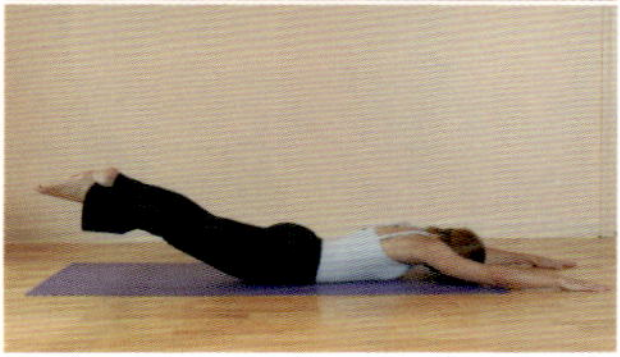

1. Bauchlage, die Beine nach hinten ausgestreckt. Die Arme liegen auf dem Boden, die Handflächen drücken in den Boden, um die oberen Rückenmuskeln zu aktivieren.

2. Beim Einatmen Arme vom Boden heben. Die Bewegung fortführen und nacheinander Brust, Schultern und Kopf vom Boden lösen. Stellen Sie sich vor, wie Sie vom Scheitel an länger werden. Blick zum Boden. Position fünf Atemzüge halten und dann zur Ausgangsposition zurückkehren. Drei Mal wiederholen.

3. Beginnen Sie in derselben Ausgangsposition, heben Sie die Beine, während der obere Rücken sich entspannt. Strecken Sie die Beine soweit wie möglich, um unnötigen Druck auf den unteren Rücken zu vermeiden. Pomuskeln und Kernmuskeln dabei gespannt lassen!

Überkreuz-Dehnung

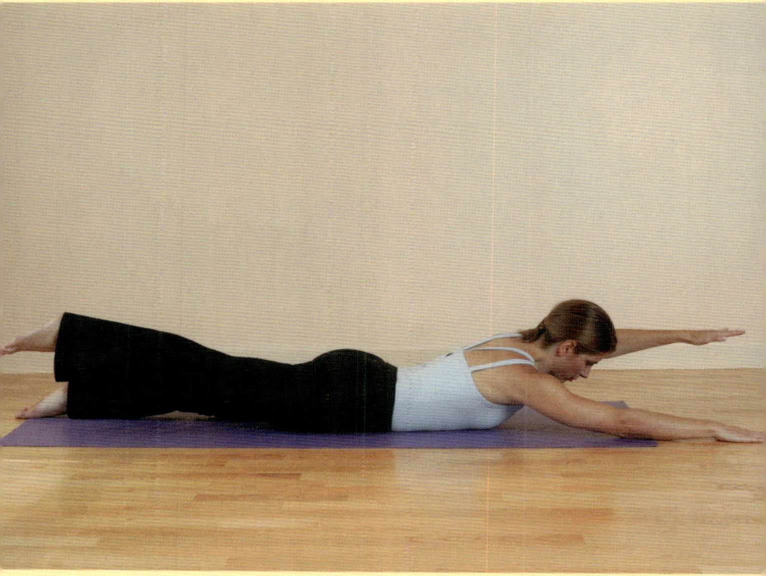

ZIEL: Wirkt aufgrund der gemeinsamen Aktivierung von Rücken- , Bein- und Pomuskeln intensiver. Fördert gleichzeitig Balance und Stabilität der Wirbelsäule.

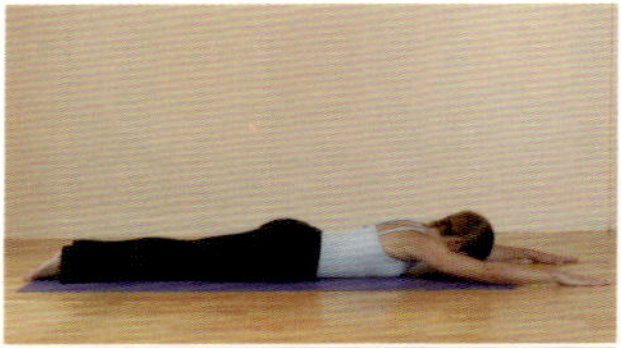

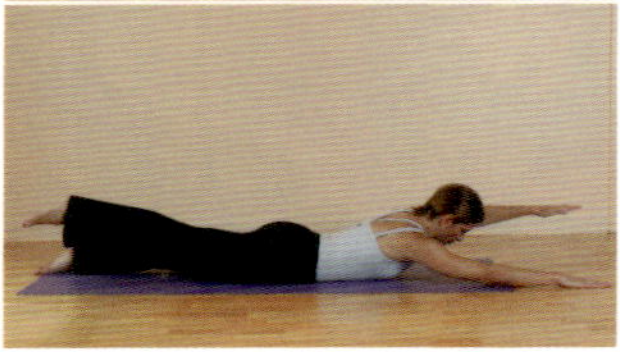

1. Bauchlage, Beine nach hinten ausgestreckt. Die Arme liegen gerade ausgestreckt vor Ihnen, die Handflächen pressen sich in den Boden, um die oberen Rückenmuskeln zu aktivieren.

2. Beim Einatmen den bis zu den Fingern gestreckten rechten Arm heben, die linke Handfläche drückt auf den Boden. Denken Sie daran, sich von den Fingerspitzen bis zu den Zehen zu strecken. Den Arm stabil halten. Beim Ausatmen strecken und den linken Fuß heben, während der rechte in den Boden drückt. Fünf Atemzüge halten, die Seiten wechseln. Ruhen Sie dann in der Aktives-Kind-Position aus.

- Stellen Sie sich, während die Hände in den Boden pressen, vor, *sich an das Leben zu klammern, während Sie immer tiefer in eine Treibsandkuhle sinken. Die Schulterblätter müssen zur Stabilisierung den Rücken hinuntergleiten.*
- Die Pomuskelkontraktion beim Beinheben formt die Körperrückseite und verleiht Beinstabilität.
- Richten Sie Ihren Blick auf den Boden, um den Nacken nicht zu überstrecken und zu belasten.

Liegestütz

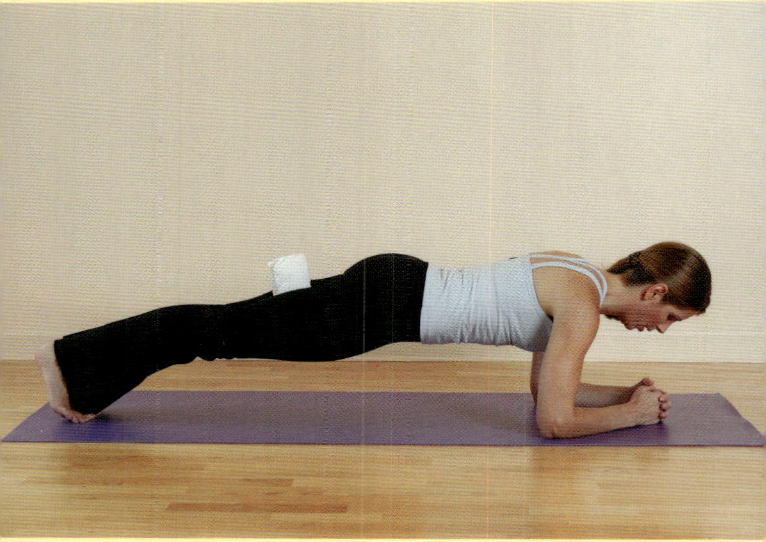

ZIEL: Kräftigt die Bauchmuskeln gegen die Schwerkraft, trainiert jeden zur Körperstabilität nötigen Muskel – Bauch-, Rücken-, Po-, Bein-, Schulter- und Beckenmuskeln.

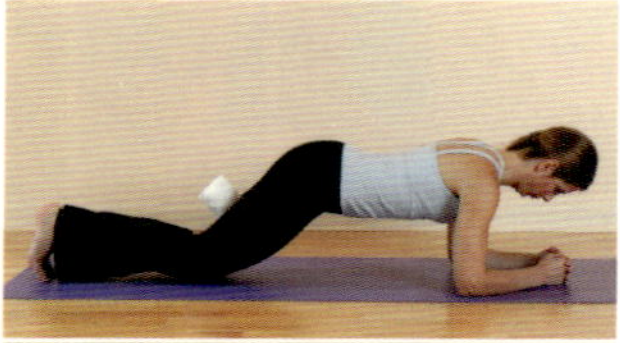

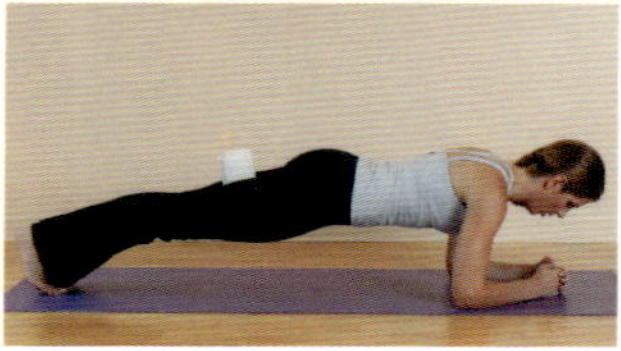

1 Knie 30 Zentimeter hinter den Hüften auf dem Boden, Ellbogen sind genau unter den Schultern, kleiner Finger unten, Knöchel berühren sich. Blick zum Boden. Mit nach innen gezogenen Zehen die Fersen zusammenbringen. Den Körper heben, sobald Sie stabil sind. Ein Handtuch zwischen den Schenkeln lässt die Spannung der Beckenmuskeln spüren.

2 Einatmen und Becken und Rumpf in einer Bewegung heben. Ausatmen und, während Sie auf Zehen und Ellbogen balancieren, den Nabel zur Wirbelsäule ziehen – mit vom Scheitel bis zu den Fersen gespanntem Körper. Die Schultern entspannen sich. Fünf Atemzüge halten. Ausruhen, dann die Übung drei bis fünf Mal wiederholen. Ruhen Sie in der Aktives-Kind-Position aus.

- Verzichten Sie auf alle Liegestützübungen, wenn Sie eine Schulterverletzung haben.
- Senden Sie Energie durch die Fersen, um das Körpergewicht gleichmäßig zu verteilen.
- Heben Sie die Oberschenkeloberseiten zur Decke, dies trainiert die Gesäßmuskeln.

Seitlicher Liegestütz

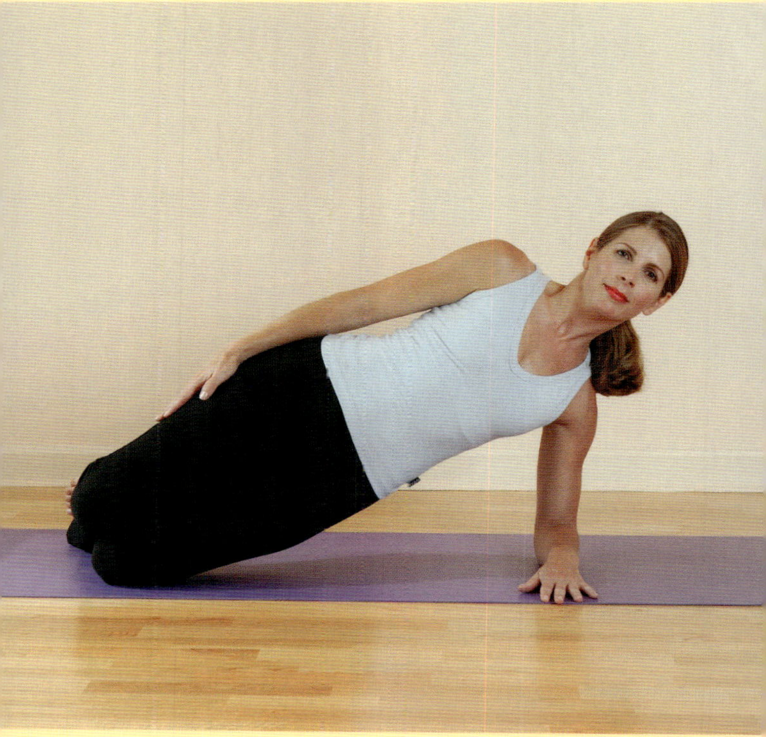

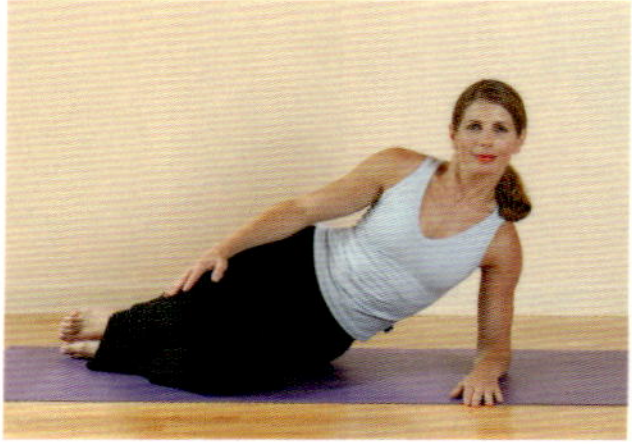

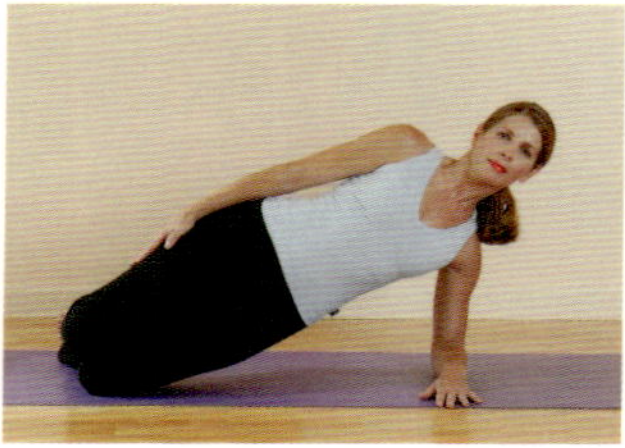

ZIEL: Trainiert alle Kernmuskeln, insbesondere die zwischen den Achselhöhlen und den Hüften.

1 Setzen Sie sich auf die linke Seite, die Knie leicht an den Körper herangezogen, die Knie liegen aufeinander. Legen Sie den Ellbogen genau unter Ihrer Schulter auf den Boden.

2 Heben Sie Rumpf, Hüften und Beine in einer Bewegung. Balancieren Sie auf dem Ellbogen und einer Knieseite. Der freie Arm ruht auf der Körperoberseite. Halten Sie die Position fünf Atemzüge, wiederholen Sie die Übung drei bis fünf Mal. Machen Sie nun den Liegestütz der folgenden Übung (#31) und wiederholen Sie den seitlichen Liegestütz danach auf der rechten Seite.

- Spannen Sie den Rumpf, konzentrieren Sie sich darauf, den Nabel nach innen zu ziehen, während Sie Knie, Hüften und Schultern stabil halten. Nicht in der Körpermitte durchhängen.
- Ziehen Sie die Schulterblätter den Rücken hinunter. Stellen Sie so sicher, dass Ihre Schulterblätter den Rumpf stabilisieren.
- Wenn gewünscht, können Sie das Handtuch zwischen den Oberschenkeln zusammenpressen, um die Beckenmuskeln zu trainieren.

Liegestütz in Rückenlage

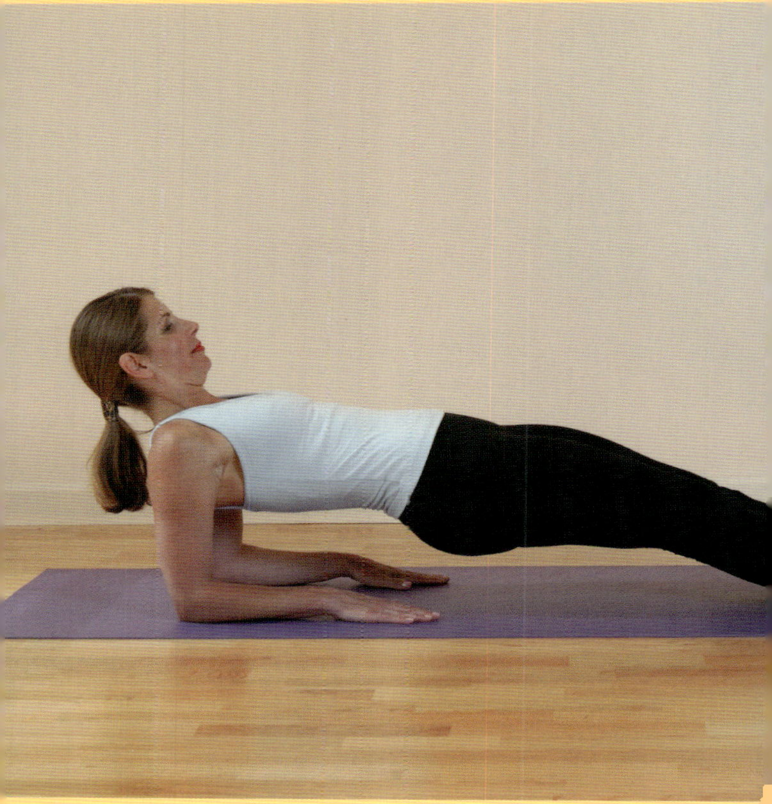

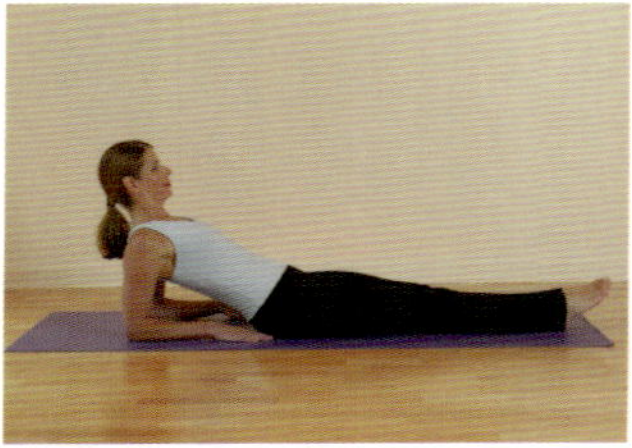

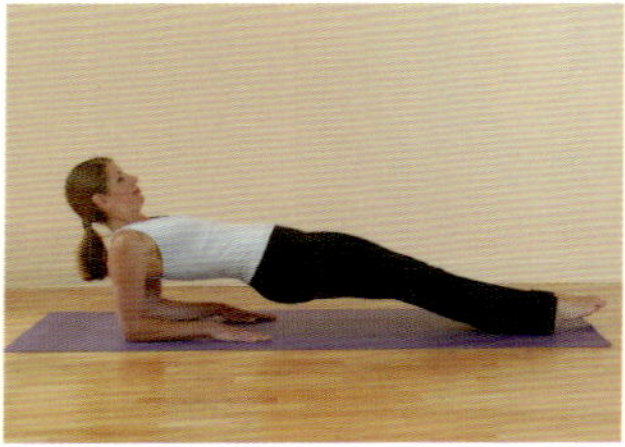

ZIEL: Fordert alle Kernmuskeln – Schwerpunkt auf starken Pomuskeln, die der Schwerkraft entgegen wirken.

1. Auf dem Boden sitzen, Beine gerade nach vorn gestreckt. Auf die Ellbogen stützen, diese sind genau unter den Schultern, die Fingerspitzen zeigen zum Gesäß, Handflächen nach unten. Möglicherweise spüren Sie eine leichte Dehnung über der Brust.

2. Atmen Sie ein und heben Sie in einer Bewegung Hüften, Gesäß und Brust zur Zimmerdecke. Balancieren Sie auf Fersen und Ellbogen und schauen Sie Richtung Boden. Die Zehen zeigen Richtung Boden, um die Knie zu entlasten. Halten Sie dies fünf Atemzüge. Wiederholen Sie den Liegestütz in Rückenlage drei bis fünf Mal und kehren Sie dann zum seitlichen Liegestütz zurück (#30) um die Übungsfolge abzuschließen.

Liegestütz mit gestrecktem Bein

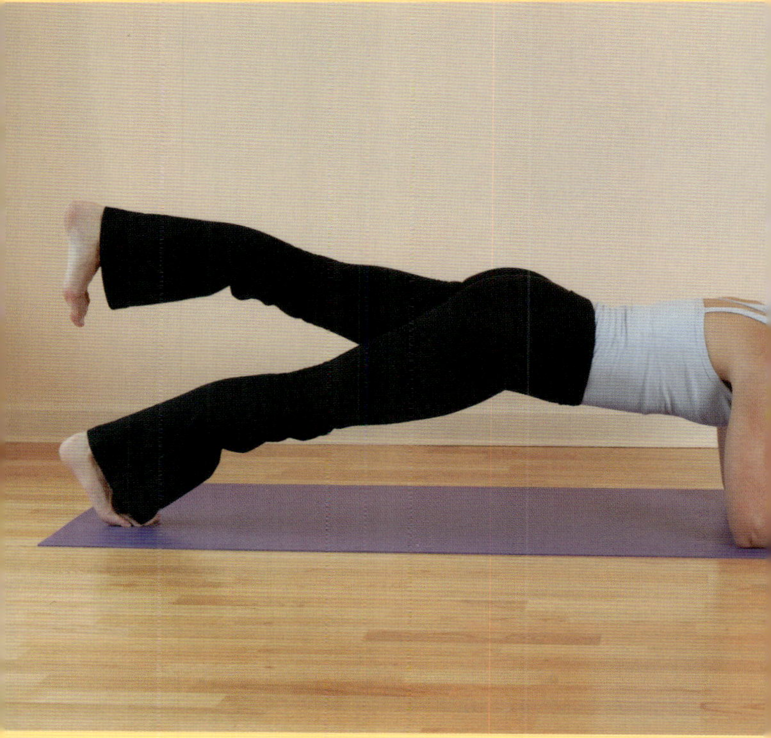

ZIEL: Intensiviert die vorige Übung, indem ein stützendes Körperglied (Ihr Bein) weggenommen wird.

1 Knie und Ellbogen auf dem Boden. Ellbogen genau unter den Schultern, die kleinen Finger am Boden, die Knöchel berühren sich. Die Zehen sind nach innen gezogen, die Fersen nebeneinander. Bleiben Sie auf den Knien, bis Sie zum Liegestütz bereit sind.

2 Einatmen und in einer Bewegung Beine, Becken und Rumpf heben. Ausatmen und das rechte Bein auf Hüfthöhe heben, Balance auf Zehen und Ellbogen. *Spannen Sie, beim Hochziehen vom Zentrum aus, so stark wie möglich Ihre Rückseite.* Fünf Atemzüge halten und zur Mitte zurückkehren (in Liegestützposition bleiben).

3 Beim Beinheben ausatmen, die Position fünf Atemzüge halten. Ruhen Sie in der Aktives-Kind-Position aus.

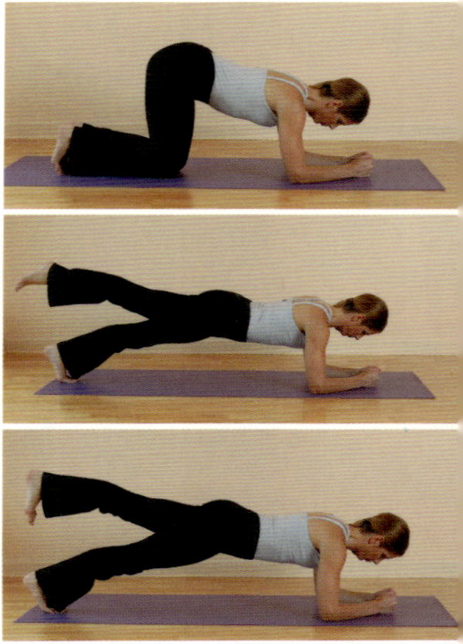

- Um ein Hohlkreuz zu verhindern und die Lendenwirbel zu schützen, Nabel nicht absacken lassen.
- Achten Sie auf einen gespannten Körper und ein stabiles Zentrum.
- Heben Sie sich stets aus der Körpermitte, innere Oberschenkelmuskeln bleiben zusammen, um die Beckenmuskeln zu spannen und den Körper zu stabilisieren.

Tiefe Beinbeuger-dehnung

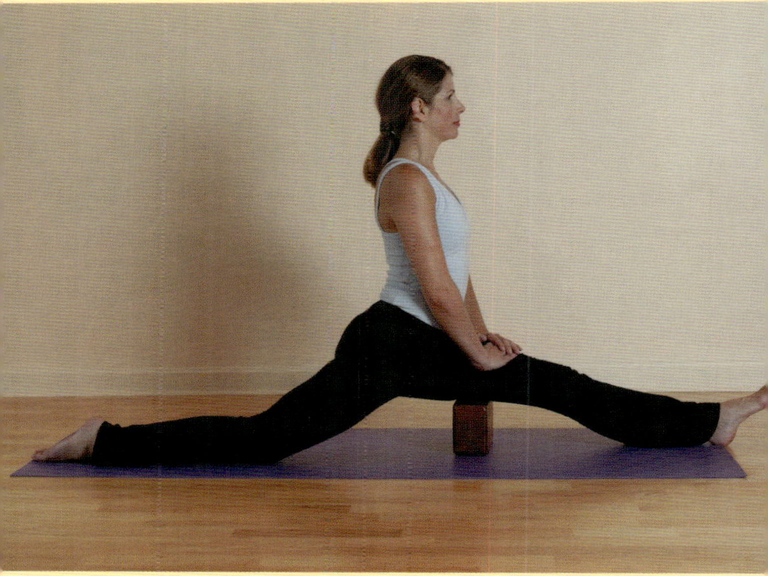

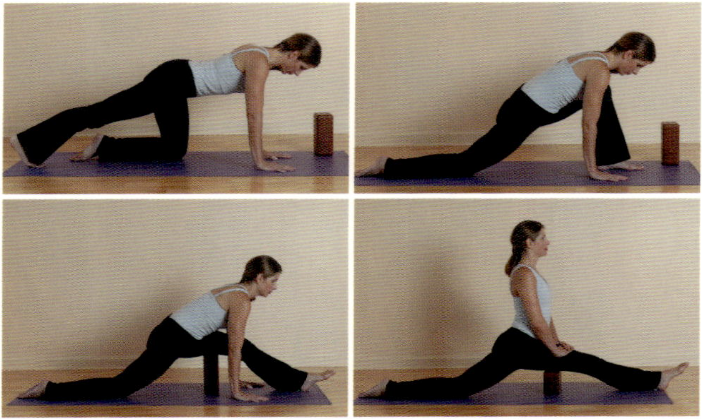

ZIEL: Öffnet die hinteren und vorderen Bereiche Ihrer Beine ebenso wie Ihre Leisten, Hüftbeuger und Quadrizeps.

1. Starten Sie mit Händen und Knien auf dem Boden, Rücken flach. Legen Sie sich ein Yoga-Element in Reichweite. Rechtes Bein nach hinten strecken. Balancieren Sie dabei auf dem Fußballen.

2. Mit dem rechten Fuß einen Ausfallschritt machen – Knie über der Ferse. Den rechten Schienbeinknochen zu Boden sinken lassen, Zehen strecken sich nach hinten. Das rechte Bein strecken, dabei den Oberschenkelknochen Richtung Boden pressen, bis das Knie den Boden berührt. Der Körper ruht auf dem Oberschenkelmuskel.

3. Das Yoga-Element unter den linken Oberschenkel schieben. Hände auf den Boden legen, als Faust oder mit offenen Handflächen.

4. Neutrale Beckenposition, beide Hüften zeigen gerade nach vorn. Das hintere Bein so weit wie möglich strecken und die Hände auf den linken Oberschenkel legen. Halten Sie die Position zwanzig bis dreißig Atemzüge und wechseln Sie dann das Bein.

Wirbelsäulendreh: Beine angezogen

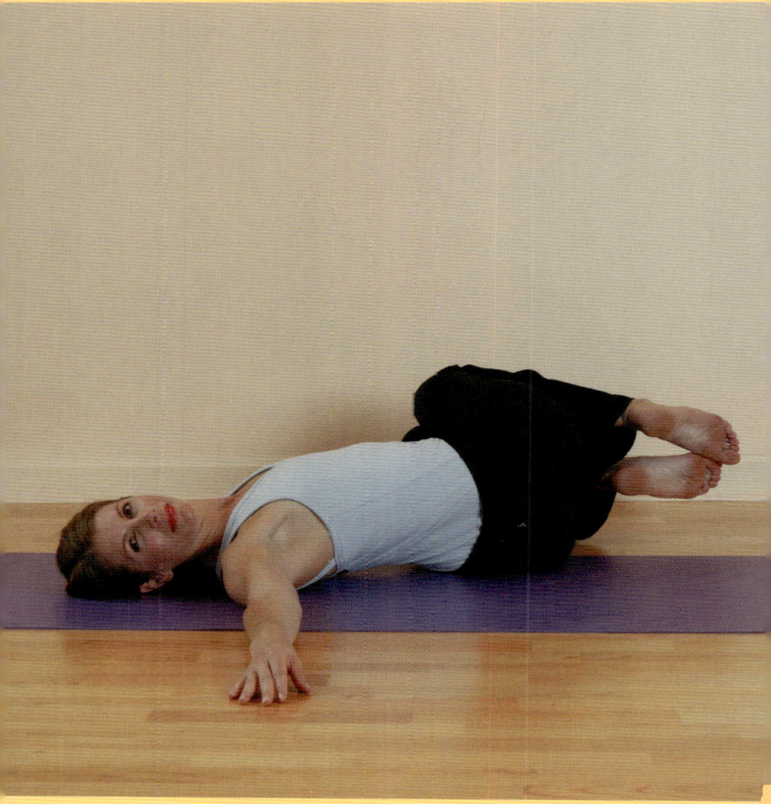

ZIEL: Drehungen helfen, den natürlichen Bewegungsradius der Wirbelsäule wiederzuerlangen, die Organe zu reinigen, den Kreislauf anzuregen, die Kernmuskeln zu kräftigen.

1. Rückenlage, Füße geflext, Beine gespannt. Schultern von den Ohren weg- und Fingerspitzen in beide Richtungen nach unten ziehen.

2. Arme in T-Form ausstrecken, Handflächen nach unten. Knie anziehen, nach rechts auf eine Höhe von drei bis fünf Zentimeter über dem Boden senken. Handflächen in den Boden pressen, Blick zum gegenüber liegenden Arm. Fünf Atemzüge halten, Beine zur Mitte zurückheben.

3. Auf der anderen Seite wiederholen. Ziehen Sie dann die Knie zur Brust. Lassen Sie die Knie auf einer Seite ganz zu Boden fallen und wiederholen Sie die Übung auf der anderen Seite.

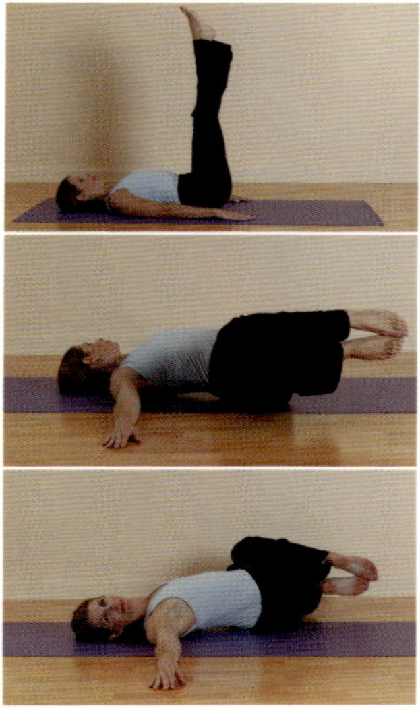

- Keine Drehungen bei Bandscheibenvorfall oder -verletzung!
- Pressen Sie Ihre Fersen zusammen und halten Sie Ihre Oberschenkelmuskeln gespannt; diese sind fest aufeinander gelegt, als wären Sie ein Körperteil.
- Bei den Seitenwechseln müssen Sie sicherstellen, dass Ihr unteres Bein das obere anhebt.

Schmetterlings-dehnung

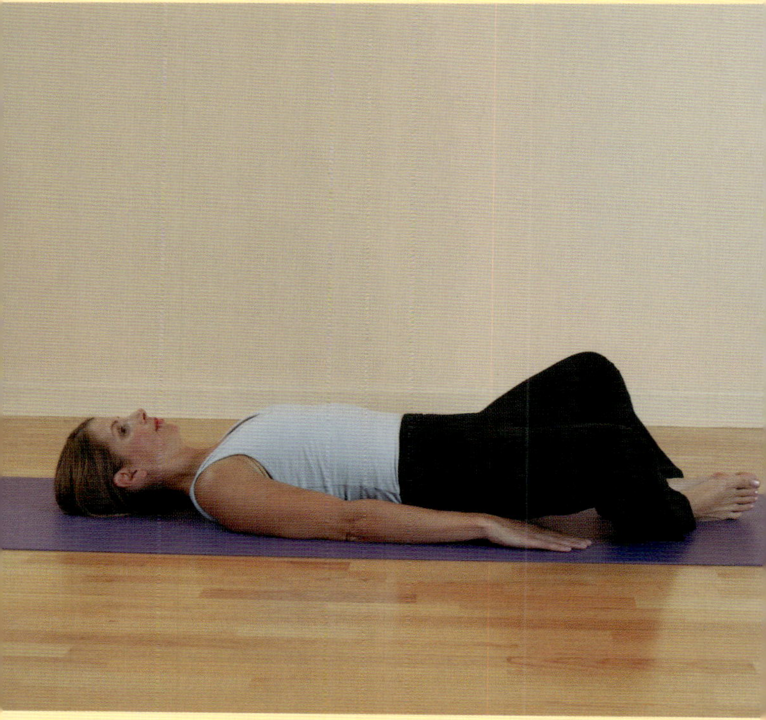

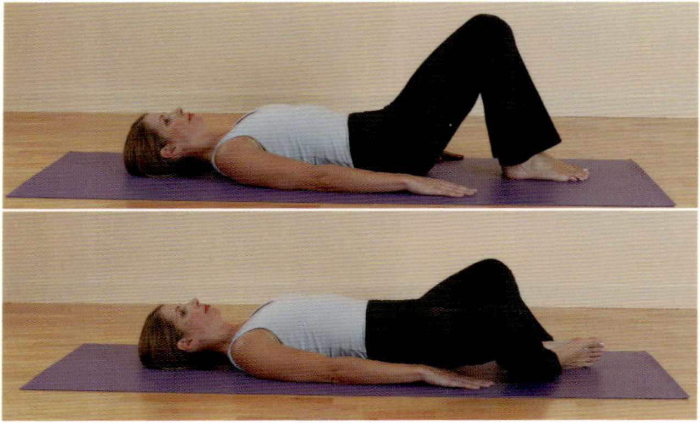

ZIEL: Löst Spannungen in den Leisten und im unteren Rückenbereich und beruhigt den Geist.

1 Legen Sie sich auf den Rücken, die Fußsohlen auf den Boden gepresst. Entspannen Sie die Arme und strecken Sie sie am Körper entlang aus.

2 Lassen Sie die Knie auseinander fallen, sodass sich die beiden Fußsohlen berühren. Entspannen Sie Ihre Hände und ziehen Sie den Nacken lang. Halten Sie die Position zwanzig bis dreißig ruhige Atemzüge.

Bauchübungen auf allen Ebenen

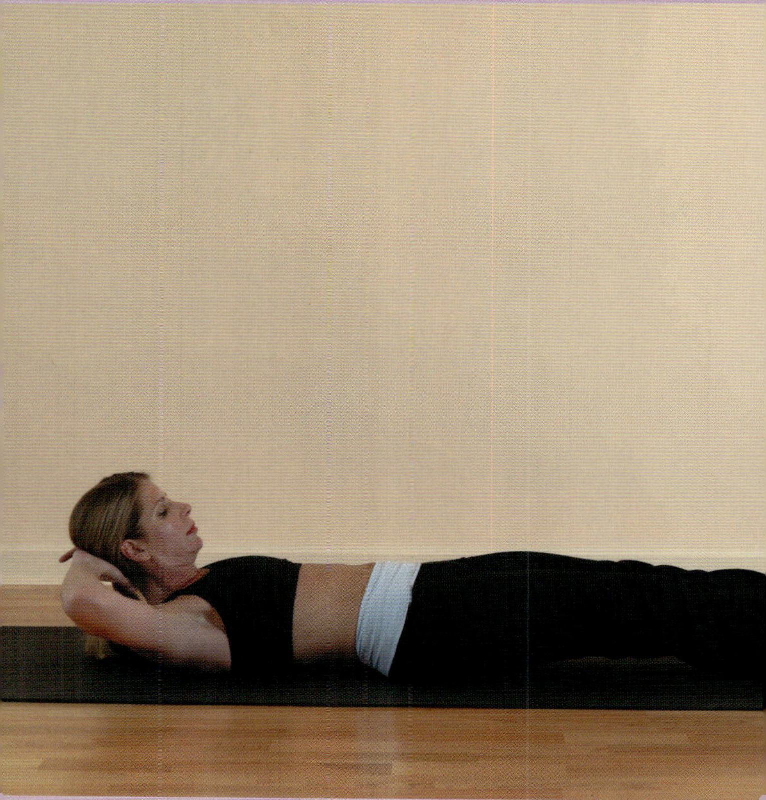

ZIEL: Kräftigt durch die intensive Arbeit an der Stabilität alle Kernmuskeln.

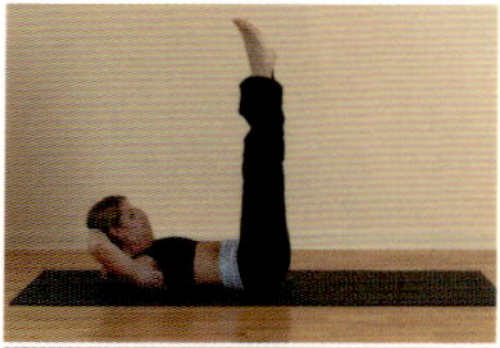

1. Rückenlage, Beine und Zehen ziehen Richtung Zimmerdecke. Verschränken Sie die Hände hinter dem Kopf. Ziehen Sie das Kinn zur Brust, um Ihre Schulterblätter vom Boden zu heben. Drücken Sie die Wirbelsäule auf den Boden.

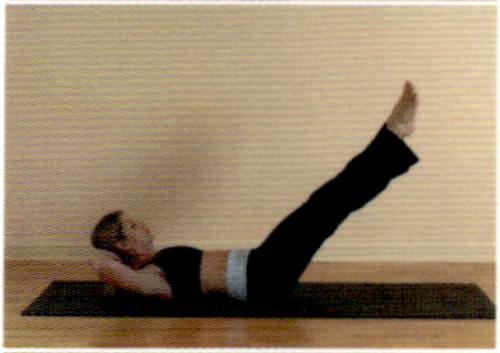

2. Senken Sie die Beine um 30 Grad. Die Position fünf Atemzüge halten.

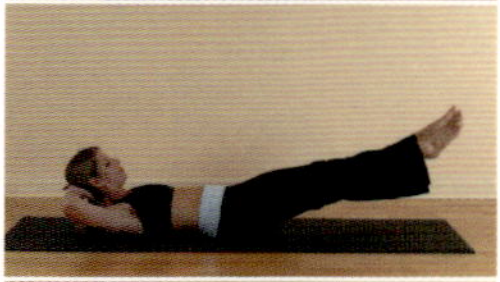

3. Beine um weitere 30 Grad senken, Zehen auf Nasenhöhe. Atmen Sie aus, drücken Sie dabei Ihre Bauchregion zur Wirbelsäule. Position fünf Atemzüge halten.

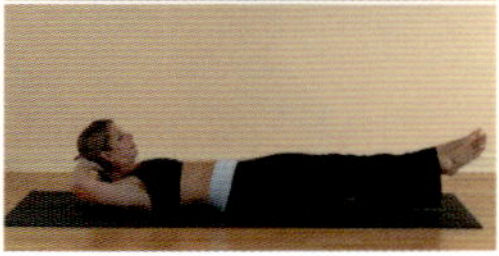

4. Beine um weitere 30 Grad senken. Dabei innere Oberschenkelmuskeln nach oben ziehen. Fünf Atemzüge halten. Fersen sinken lassen, bis sie etwa fünf Zentimeter über dem Boden schweben. Fünf Atemzüge halten, einatmen. Mit dem Ausatmen fließen die Beine in die Ausgangsposition. Kern- und Beckenbodenmuskeln zur Entlastung des unteren Rückens spannen.

- Beugen Sie die Knie, falls Sie sonst ins Hohlkreuz fallen. Sie müssen die Beine nicht sofort zum Boden bringen. Die richtige Haltung ist wichtiger.
- Ruhen Sie mit zur Brust gezogenen Knien aus.

Bein-Rad

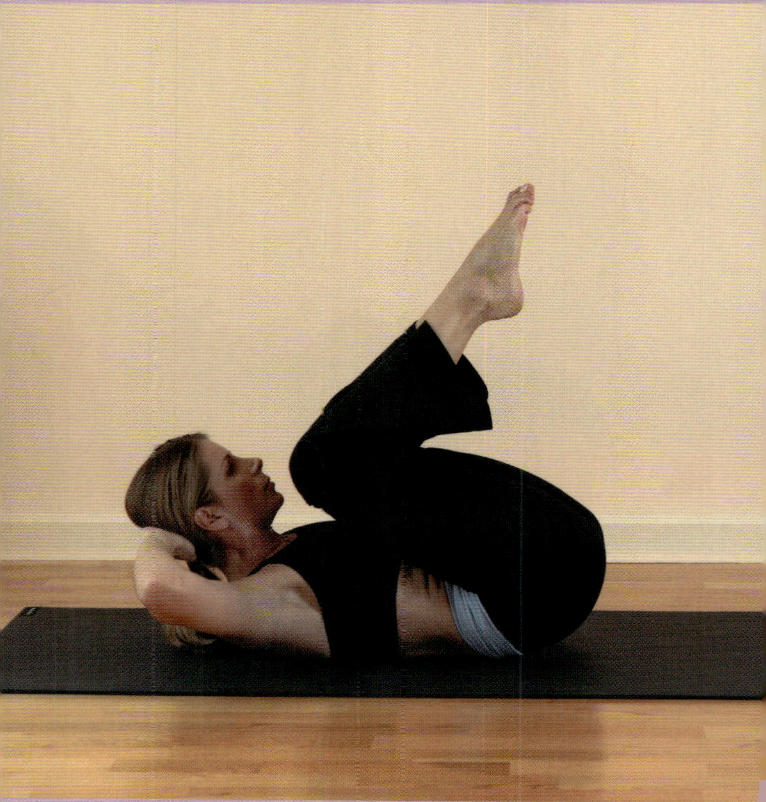

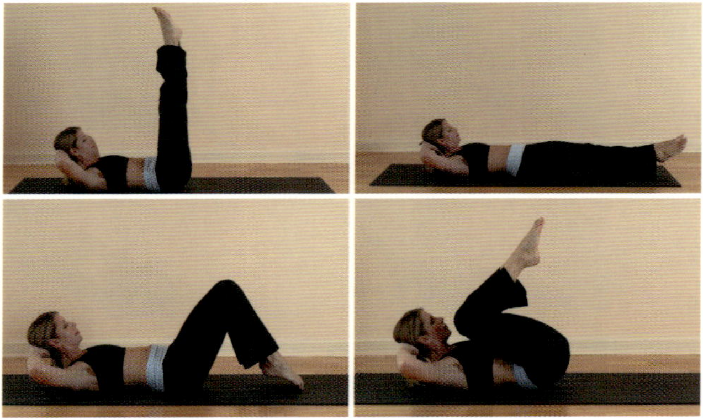

ZIEL: Erfordert intensive Konzentration und Koordination und trainiert damit alle Kernmuskeln.

1 Rückenlage, die Beine sind Richtung Zimmerdecke ausgestreckt.

2 Atmen Sie ein und senken Sie dann langsam die Beine, bis sie etwa fünf Zentimeter vom Boden entfernt sind.

3 Ziehen Sie beim Ausatmen die Zehen über den Boden zum Po. Die Wirbelsäule bleibt während der Übung fest am Boden.

4 Beim weiteren Ausatmen heben Sie die Zehen vom Boden und heben in einem entgegengesetzten Curl Ihr Kreuzbein von der Matte und strecken die Zehen Richtung Zimmerdecke. Kehren Sie zur Ausgangsposition zurück. Atmen Sie wieder ein und vollenden Sie mit Ihren Beinen einen weiteren vollen Kreis. Machen Sie drei bis fünf Kreise.

Gedrehte Aufwärts-Curls

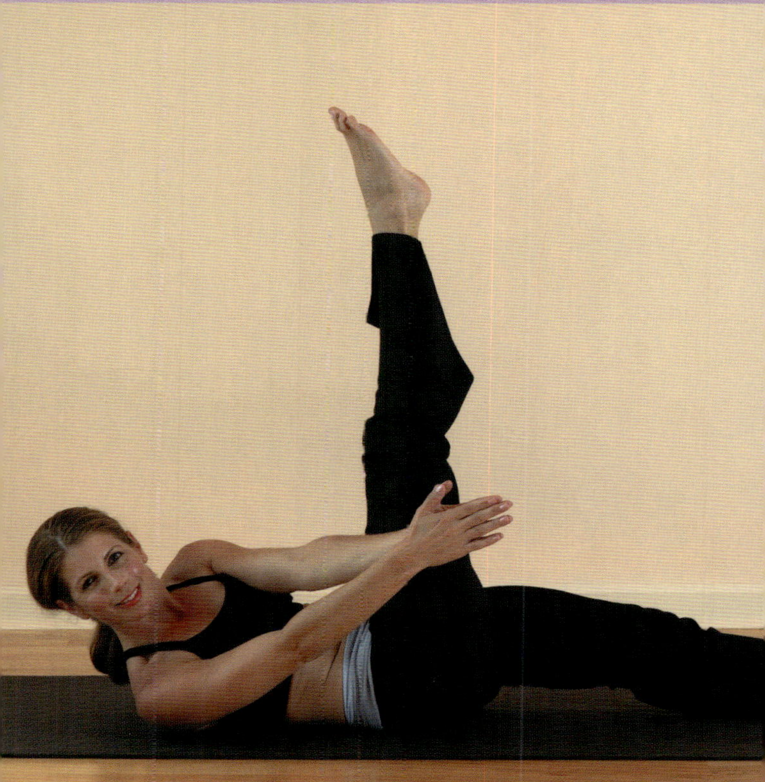

ZIEL: Die Beteiligung sämtlicher Kernmuskeln fördert die Konzentration. Wenn Sie es schaffen, sich auf Ihr Tun zu konzentrieren, kommen Sie auf dem Weg zur Selbstbeherrschung weiter.

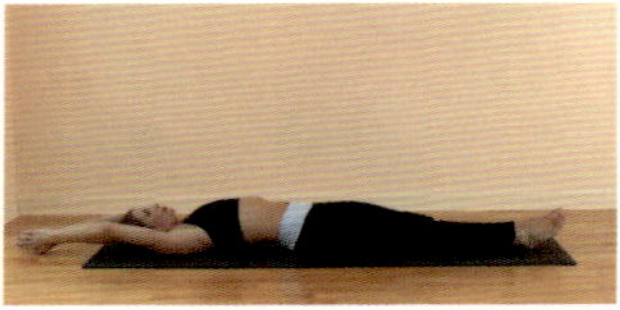

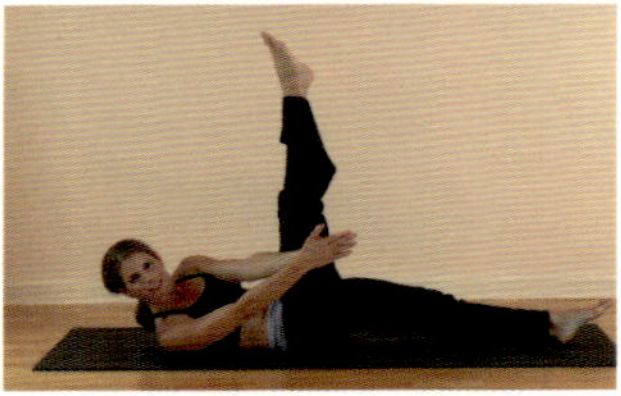

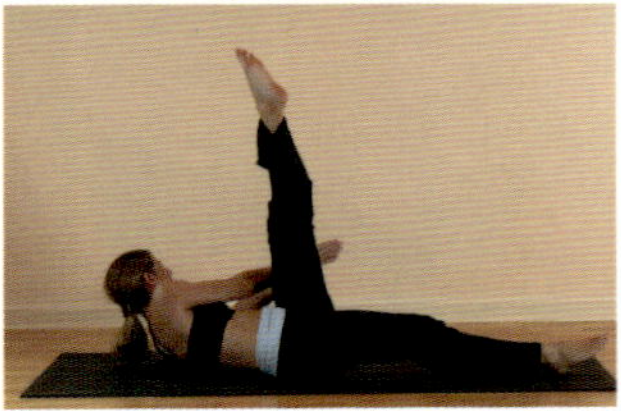

1 Rückenlage. Strecken Sie Ihre Beine aus, die Arme liegen lang hinter Ihrem Kopf, die Handflächen sind zusammen.

2 Einatmen. Ausatmen und in einer Bewegung nach oben beugen und das rechte Bein zur Zimmerdecke heben. Umdrehen, um mit den Armen am rechten Knie vorbei zu langen. Zur Bauchmuskelaktivierung ausatmen. Einatmen, die Arme hinter dem Kopf strecken und in die Ausgangsposition kommen.

3 Atmen Sie ein und beugen Sie sich nach oben, heben Sie dabei Ihr linkes Bein zur Zimmerdecke und drehen Sie sich, um mit beiden Armen am linken Knie vorbei zu langen. Wiederholen Sie die Übung fünf Mal, konzentrieren Sie sich dabei stets auf Ihren Atem. Ziehen Sie die Knie zur Brust, um auszuruhen.

Ganze Wirbel-
säulenstreckung

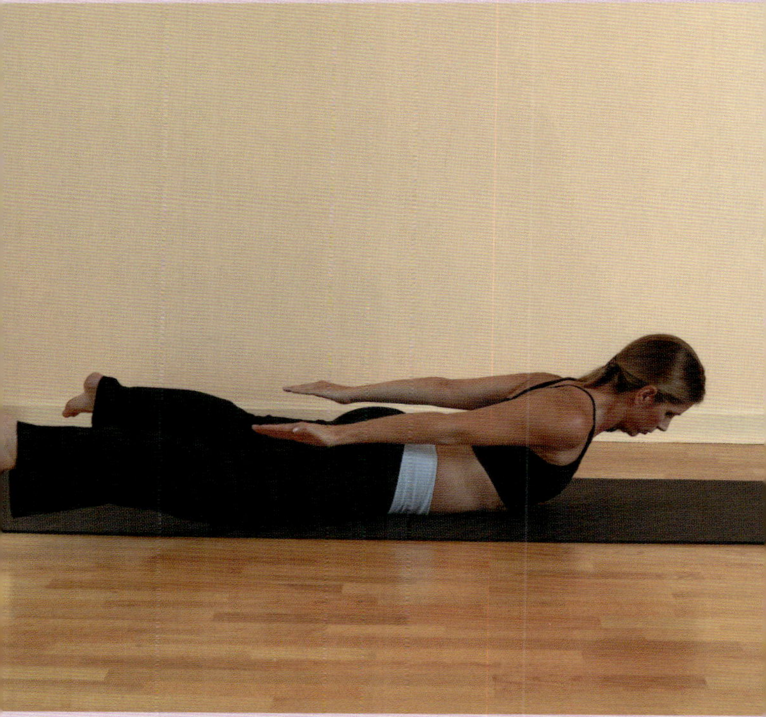

ZIEL: Kräftigt die am Rücken und an den äußeren Oberschenkeln verlaufenden Muskeln, fördert die Flexibilität von oberem Rücken, Schultern und Brust.

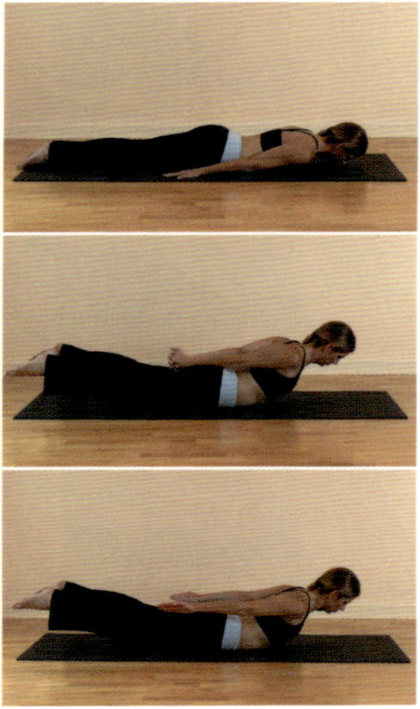

1 Bauchlage, Arme seitlich gestreckt, Handflächen unten. Die Beine sind nach hinten gestreckt und hüftbreit geöffnet. Das Kinn berührt den Boden, Blick zum Boden. Einatmen. Ausatmen und dabei in einer Bewegung Arme und Beine heben. Die Fingerspitzen ziehen Richtung Zehen, Hände verschränkt, um die Brust leichter vom Boden zu heben. Wirbelsäule vom Scheitel bis zu den Zehen lang ziehen, das Körpergewicht lastet auf der Bauchhöhle. Position fünf Atemzüge halten.

2 Finger voneinander lösen, nach hinten ziehen, Handflächen nach unten. Angehoben bleiben und die Arme zur Seite zu einem T bewegen. Position fünf Atemzüge halten, Arme dann nach vorn über den Kopf ziehen. Heben Sie dabei die Beine weiter an, um Ihre Rückenmuskeln zu aktivieren. Halten Sie die Position fünf Atemzüge lang.

3 Ziehen Sie die Arme nach hinten, die Handflächen nach unten, und versuchen Sie, die Beine weit zu grätschen.

Pobalance-Übungen

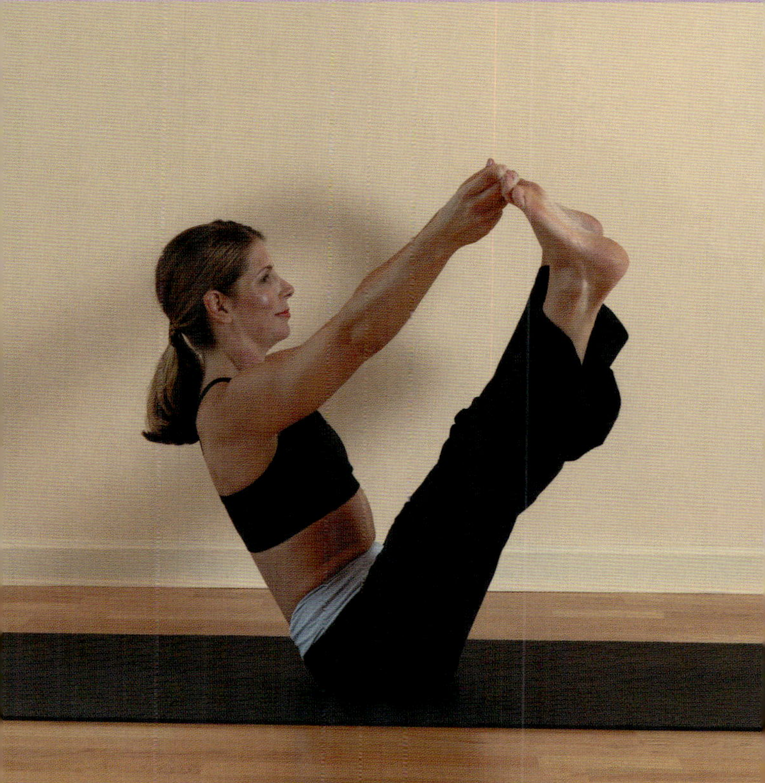

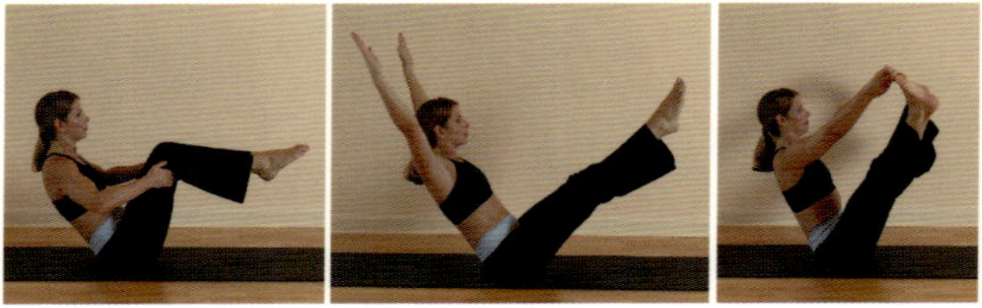

ZIEL: Mit der Übung testen Sie Ihren Mittelpunkt. Sie bewegen die Glieder in verschiedenen Positionen und balancieren auf dem Po.

1 Sitzposition, angezogene Knie, Füße auf dem Boden, Fersen etwa drei Zentimeter vom Gesäßknochen. Hände auf die Oberschenkelrückseiten legen. Atmen Sie ein und heben Sie Schambein und Zehen vom Boden. Atmen Sie beim Banlancefinden aus.

2 Strecken Sie gleichzeitig Fingerspitzen und Zehen zur Zimmerdecke, sodass Sie mit dem Körper ein V bilden. Ziehen Sie die Schultern den Rücken hinunter. Position fünf Atemzüge halten.

3 Greifen Sie Ihre großen Zehen mit den beiden ersten Fingern jeder Hand, zur Beckenstabilisierung den Bauchnabel zur Wirbelsäule ziehen. Zur Kernmuskelaktivierung die Beine grätschen. Fünf Atemzüge halten. Langsam zur Ausgangsposition zurückkehren. Auf den Rücken rollen und Knie zur Brust ziehen.

- Wenn Ihr Becken wackelt, müssen Sie den Schambeinknochen weiter zum Nabel hochziehen, sodass ein C entsteht.
- Sie können ein Band verwenden, die Waden halten oder die Knie beugen, bis Sie genug Kraft zum Strecken der Beine entwickelt haben.
- Lassen Sie Ihre Wirbelsäule nicht absinken und balancieren Sie nicht auf dem Steißbein. Machen Sie sich vom Scheitel bis zum Steißbein lang.

Liegestütz in Bauchlage

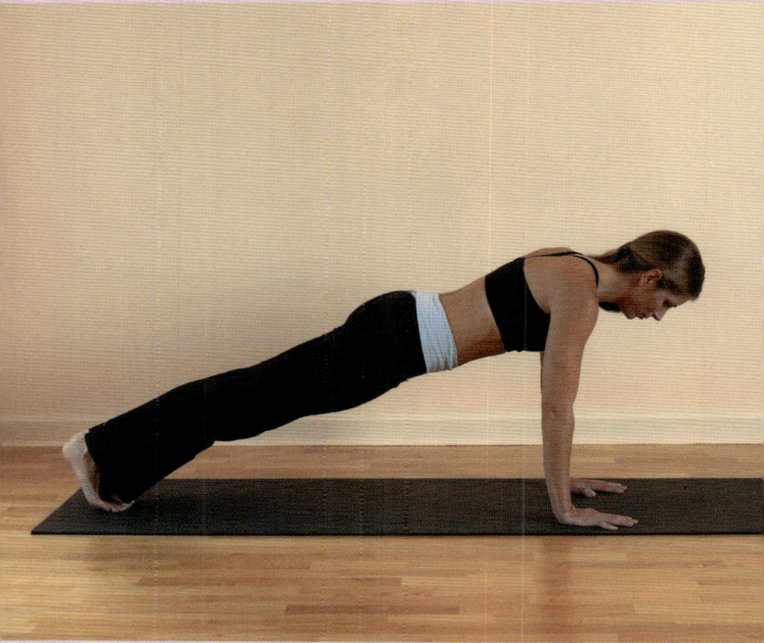

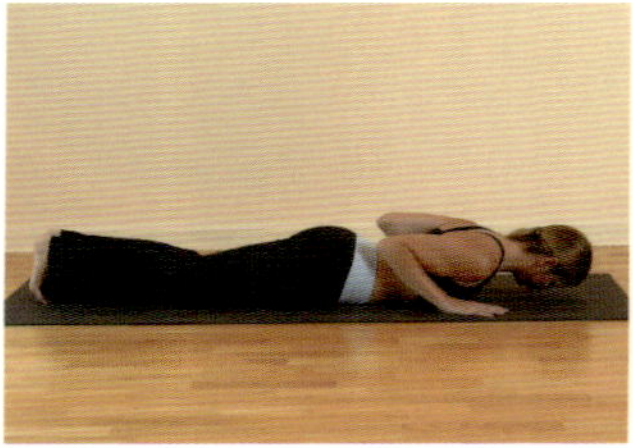

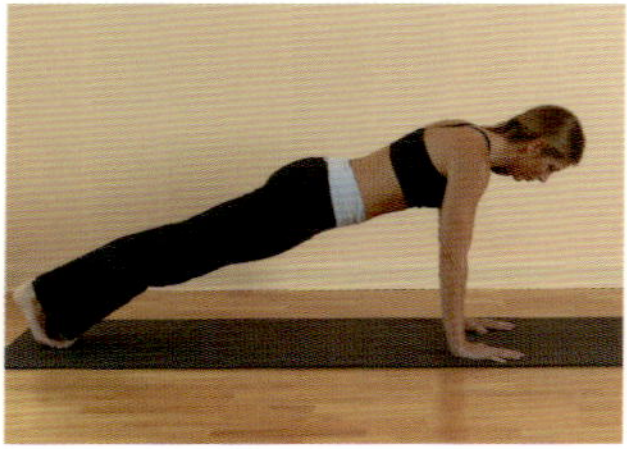

ZIEL: Die Liegestütze in der Fortgeschrittenenversion wirken intensiver, weil die Arme ausgestreckt sind. Die folgende Abfolge ist noch anstrengender. Sie wechseln in einer Bewegung von normalen Liegestützen zu seitlichen Liegestützen und zurück, sodass jede Seite trainiert wird. Die Übung endet mit einem Liegestütz in Rückenlage.

1 Bauchlage, Gesicht nach unten. Legen Sie Ihre Hände genau unter Ihre Schultern, Handflächen nach unten. Die Zehen sind angezogen, die Fersen nebeneinander.

2 Drücken Sie sich zum Liegestütz nach oben – *denken Sie daran, Scheitel zur Ferse, kein Durchbrechen im Zentrum.* Fünf Atemzüge halten und dann zum seitlichen Liegestütz wechseln.

- Lassen Sie diese Liegestützübung aus, wenn Sie eine Verletzung an Handgelenk, Ellbogen oder Schulter haben.
- Drehen Sie die Ellbogen ein, um die Schulterblätter leichter den Rücken hinab gleiten zu lassen. Das gibt Rückenstabilität. Überstrecken Sie die Ellbogen jedoch nicht.

Seitlicher Liegestütz

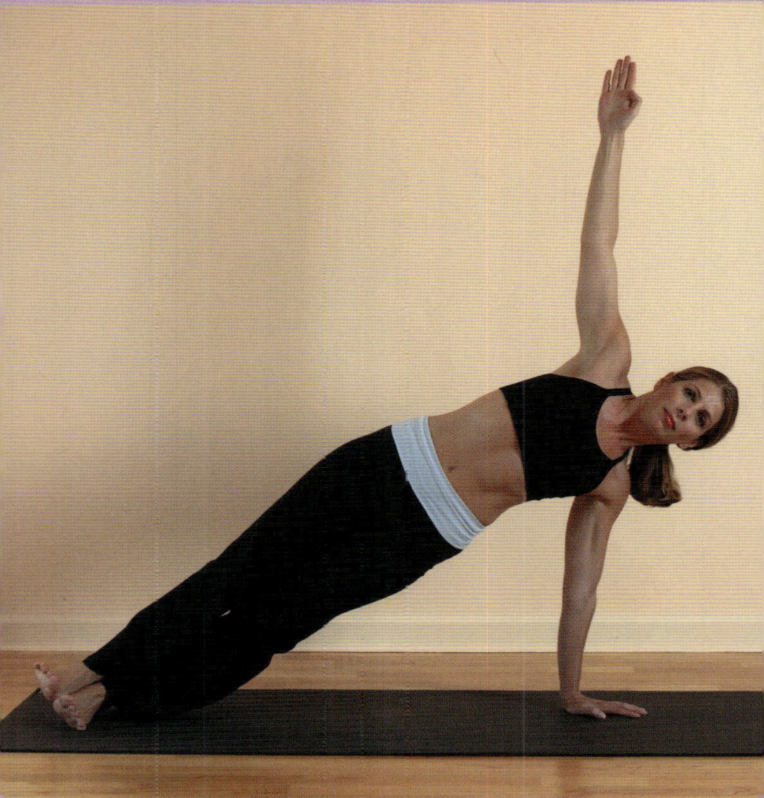

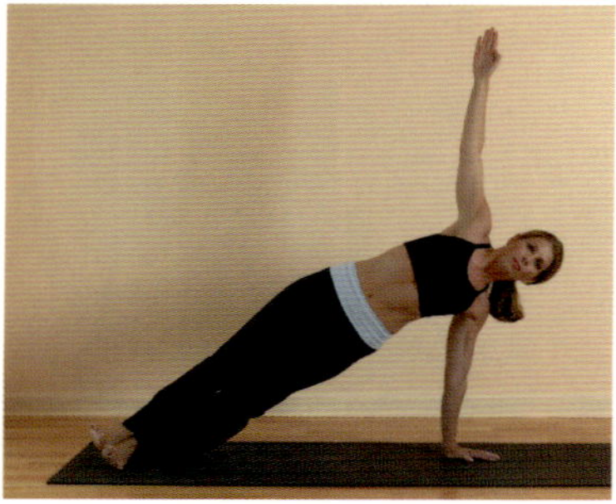

ZIEL: Stärkt alle Kernmuskeln, erfordert intensive Konzentration und Balance.

1 Drehen Sie den Körper von der normalen Liegestützposition zur linken Seite, das Körpergewicht ruht nun auf der linken Hand und der Seite Ihres linken Fußes. Die rechte Körperseite ist zur Zimmerdecke gerichtet. *Alles zwischen Hüften und Fersen muss in Verbindung sein und fest aufeinander stecken.* Die linke Handfläche befindet sich genau unter der Schulter. Die rechte Hand liegt auf dem oberen Oberschenkel.

2 Zum Abschluss heben Sie den rechten Arm zur Zimmerdecke. Halten Sie die Position fünf Atemzüge und kommen Sie dann zur normalen Liegestützposition zurück. Wechseln Sie dann zur anderen Seite und halten Sie die Position fünf Atemzüge.

- Halten Sie die Kernmuskeln stabil, insbesondere beim Seitenwechsel.
- Versuchen Sie durch die Fingerspitzen Energie Richtung Zimmerdecke zu senden. Damit können Sie zu großen Druck auf Ihrem am Boden liegenden Handgelenk vermeiden.
- Stellen Sie sich vor, wie Hüften und Fersen miteinander verbunden sind und Energie durch Ihren Beckenboden fließen lassen.

Liegestütz in Rückenlage

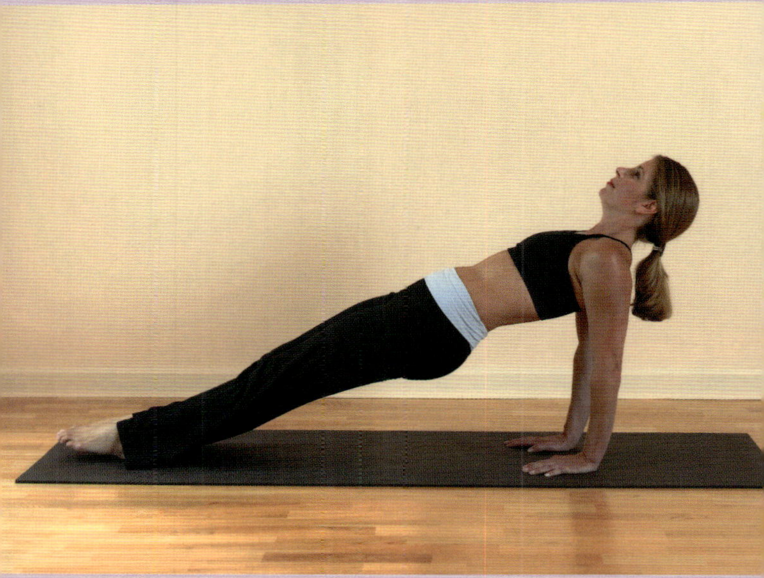

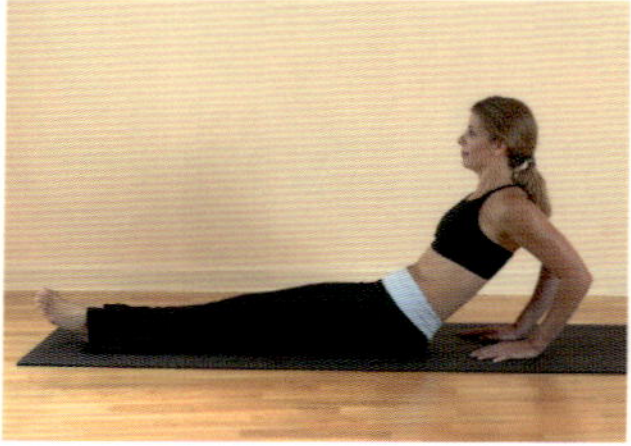

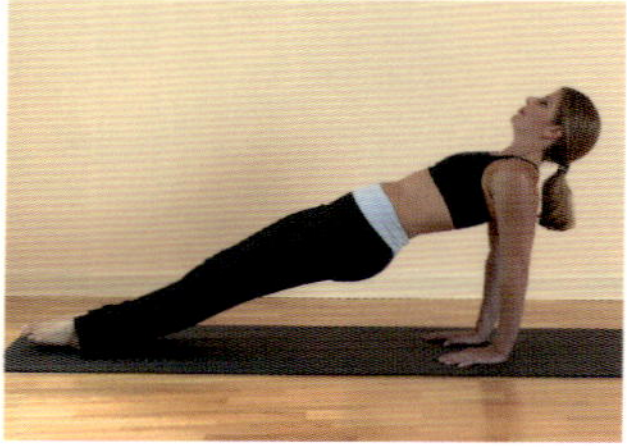

ZIEL: Trainiert fast jeden Muskel Ihres Körpers und dehnt gleichzeitig den Brustbereich.

1 Sitzposition, Beine nach vorn gestreckt. Handflächen nach hinten auf den Boden legen, Fingerspitzen zum Rumpf, Schultern in einer Linie über den Händen, Ellbogen zeigen nach hinten.

2 Heben Sie in einer Bewegung Hüften, Gesäß und Brust vom Boden. Schauen Sie zur Zimmerdecke. Die Zehen zeigen Richtung Boden, um das Knie zu entlasten. *Heben Sie die Hüften höher, als ob eine Schlinge sie nach oben zieht.* Fünf Atemzüge halten, dann in der Aktives-Kind-Position ausruhen.

- Bei Verletzungen des Knöchels, des Ellbogens oder der Schulter bitte keine Liegestütze machen.
- Pressen Sie bei allen Liegestützen die Oberschenkel zusammen, um den Beckenboden zu aktivieren. Sie können auch hier ein Handtuch nutzen.
- Ellbogen nicht überstrecken, die Arme gespannt – die Energie fließt!

Liegestütz mit Dehnung

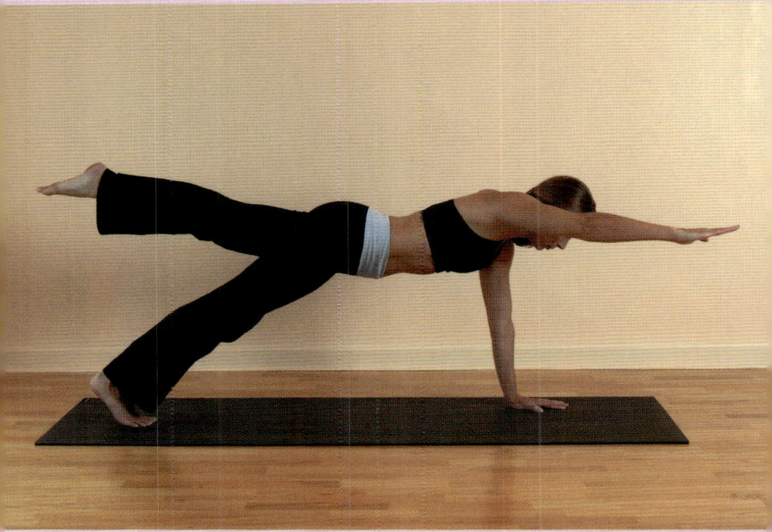

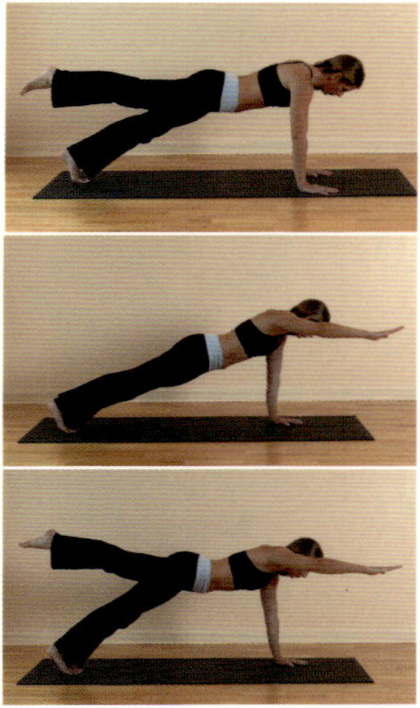

ZIEL: Dieser schwierige Liegestütz sorgt für maximale Körperkräftigung. Er trainiert vor allem die Gesäßmuskeln!

1 Bauchlage, Gesicht nach unten. Legen Sie die Hände genau unter die Schultern, Handflächen nach unten. Die Zehen sind angezogen, Fersen zusammen. Heben Sie sich in einer Bewegung in den Liegestütz. Das linke Bein strecken, die Ferse zieht nach hinten. Zum Boden blicken. Fünf Atemzüge halten, dann die Beine wechseln. Probieren Sie nun die Zwei-Punkt-Dehnung.

2 Liegestützposition. Strecken Sie den linken Arm, die Finger ziehen dabei so stark wie möglich durch die Kernmuskeln vom Rumpf weg.

3 Linkes Bein heben, Ferse zieht zur hinteren Wand. Stellen Sie sich beim Balancieren vor, *wie sich Fingerspitzen und Zehen ein Tauziehen liefern und dabei Ihr Zentrum fest wird.* Fünf Atemzüge halten, dann Arm- und Beinwechsel. Zum Ruhen die Aktives-Kind-Position einnehmen und damit die Spannungen in Ihrem unteren Rücken lösen.

- Bei Schulter- oder Handgelenkverletzung die Übung meiden.

Halber Handstand an der Wand

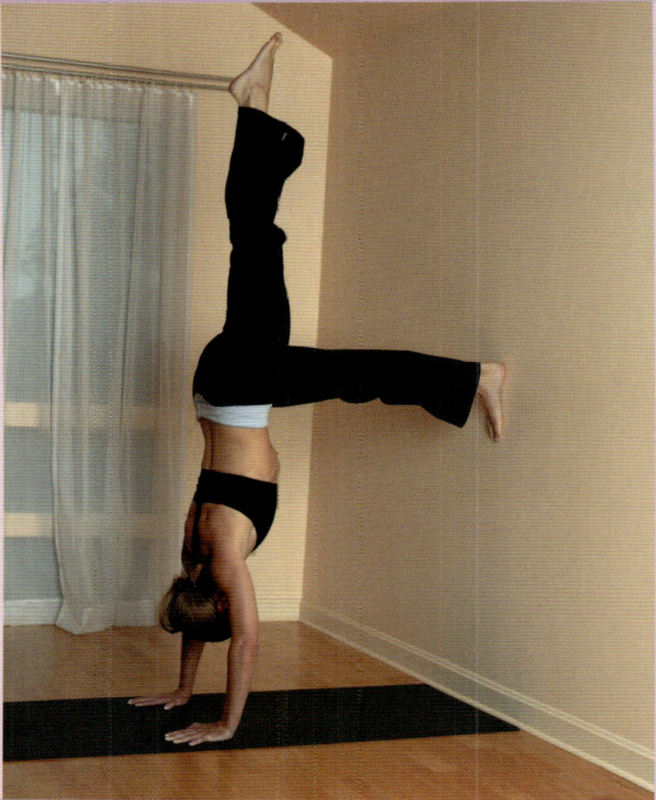

ZIEL: Trainiert Ihren Körper ganzheitlich – Sie erhalten damit Balance, Kraft, Flexibilität und Zentrierung. Fördert Kreislauf, Atmung und Stoffwechsel. Fördert geistige Konzentration und Klarheit.

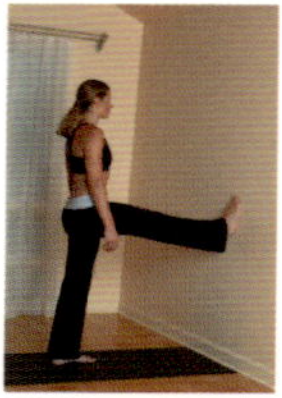

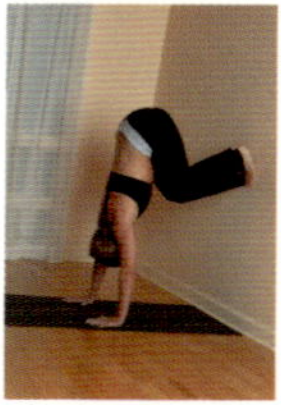

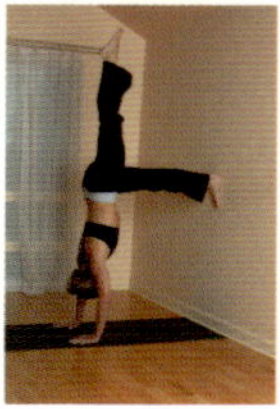

1. Standposition, Gesicht zur Wand und Bein angehoben, um den richtigen Abstand zur Wand zu messen. Auf der Stelle umdrehen. Nach unten beugen und die Hände seitlich der Füße aufsetzen. Das Körpergewicht auf die Hände verlagern, mit den Füßen die Wand hochlaufen bis auf Hüfthöhe, Knie bleiben gebeugt.

2. Wenn Sie bereit sind, die Beine zu einer Pike strecken. Zur Stabilisierung die Fußsohlen an die Wand pressen. Achten Sie auf ein stabiles Körperzentrum. Position fünf Atemzüge halten, dann die Wand wieder hinunter laufen.

3. Versuchen Sie nun, das linke Bein zur Zimmerdecke zu strecken, halten Sie das Becken stabil. Zur Pike-Position zurückkommen, das rechte Bein zur Decke heben. Drei Mal wiederholen.

- Bei Handgelenk- oder Schulterverletzungen, diese Übung auslassen.
- Wenn Sie einen Liegestütz nicht sauber fünfzehn Atemzüge halten können, sind Sie nicht für diese Übung bereit.
- Ziehen Sie sich aus den Armen hoch und aktivieren Sie Ihren Beckenboden, wenn Sie spüren, dass Sie im Handgelenk- oder Schulterbereich einknicken. Überstrecken Sie nicht die Ellbogen.

Schulterdehnung

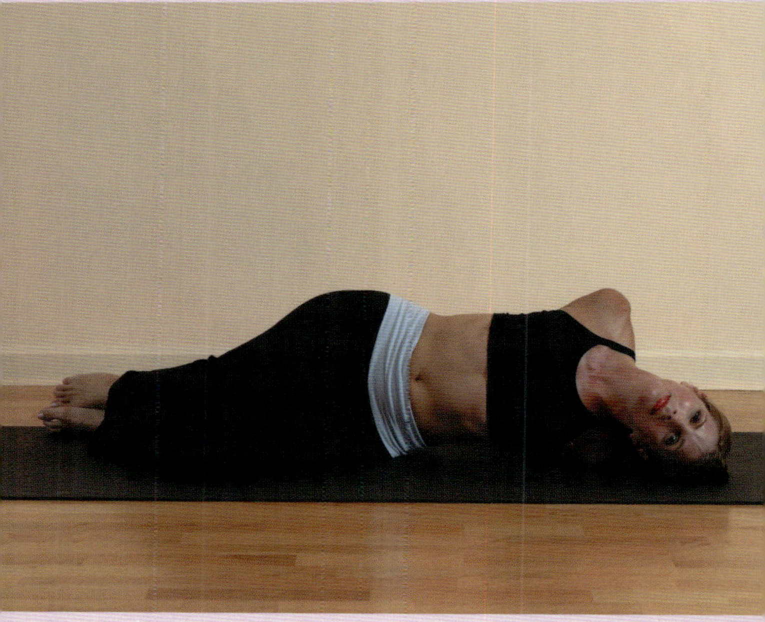

ZIEL: Dehnt die Schultern und die Körpervorderseite.

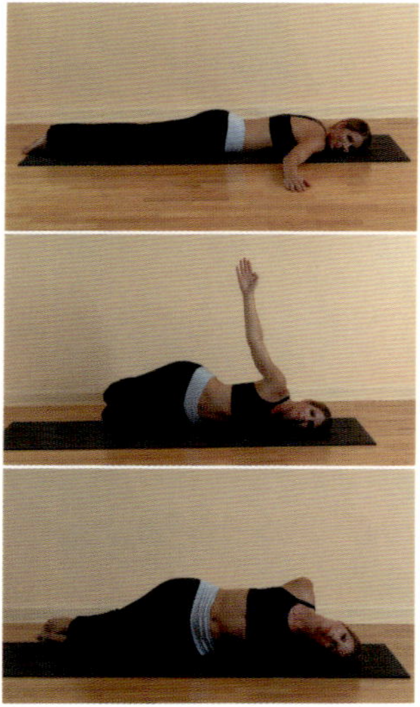

1. Bauchlage, Arme zu einem T ausgestreckt, Handflächen unten. Beine entspannen. Machen Sie einige Atemzüge, um den Geist zu klären.

2. Rechte Hand zur Decke heben, die Beine heben dabei den Rumpf. Die rechte Hand zur linken Hand auf dem Boden hinter sich senken, der Körper rollt sich dabei, die Brust wird geweitet. Der Kopf bleibt entspannt. Versuchen Sie, die Hände zusammenzubringen, während die Schwerkraft die liegende Schulter dehnt. Position zwanzig bis dreißig Atemzüge halten, dann zur Ausgangsposition zurückkehren, alles auf der anderen Seite wiederholen. Enden Sie mit der Drehung bei angezogenen Knien (#34) und der Schmetterlingsdehnung (#35). Mehr Herausforderung finden Sie bei den Übungen für sehr weit Fortgeschrittene.

Tiefe Hüftbeuger-dehnung

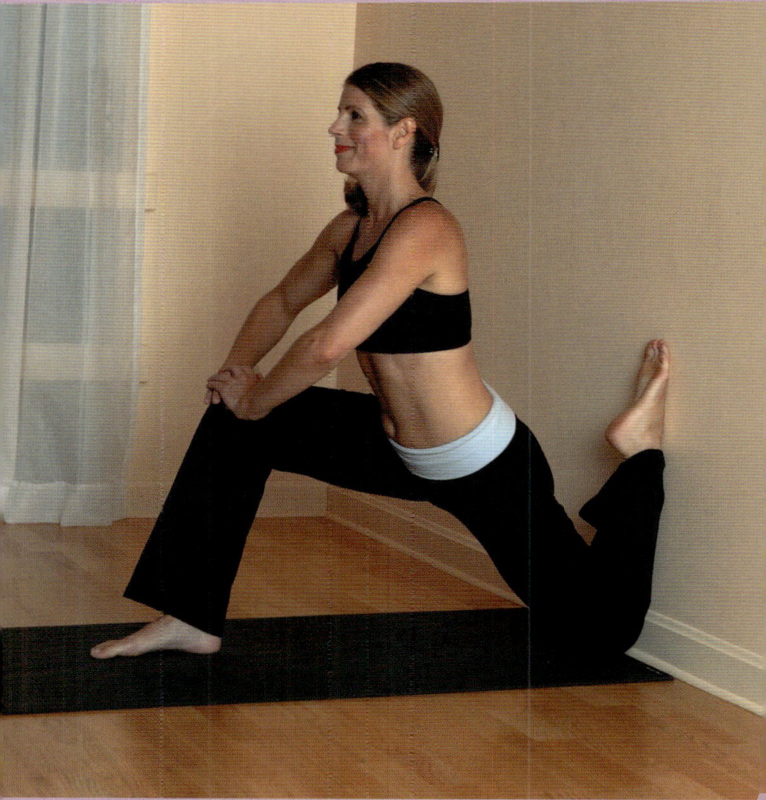

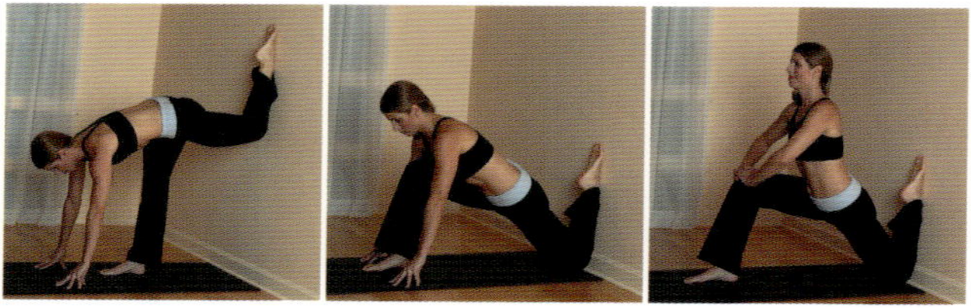

ZIEL: Dehnt Quadrizeps und Hüftbeuger.

1. Stellen Sie sich zur Wand, messen Sie mit dem Arm die richtige Entfernung zur Wand. Umdrehen und nach unten beugen. Beide Hände seitlich der Füße aufsetzen. Bringen Sie Ihr linkes Schienbein an die Wand. Die Fußoberseite liegt auf der Wand. Stützen Sie den Körper mit den Händen.

2. Das Bein die Wand hinunter ziehen, bis Sie eine tiefe Dehnung auf der Oberschenkelvorderseite spüren. Wenn das Knie den Boden berührt, mit dem rechten Bein in einen tiefen Ausfallschritt gehen, Hände zum Balancieren nutzen. Das Knie muss genau unter der Ferse sein, der Oberschenkel nahezu parallel zum Boden.

3. Bewegen Sie das Gesäß von der linken Ferse weg, um nicht auf das Knie zu rutschen. Wenn Sie beweglich genug sind, können Sie die Hände auf das rechte Knie legen und sich durch den Körper hindurch nach oben dehnen.

- Lassen Sie die Übung aus, wenn Sie eine Knieverletzung haben oder hatten.

Wirbelsäulen-dehnung (mit Ball)

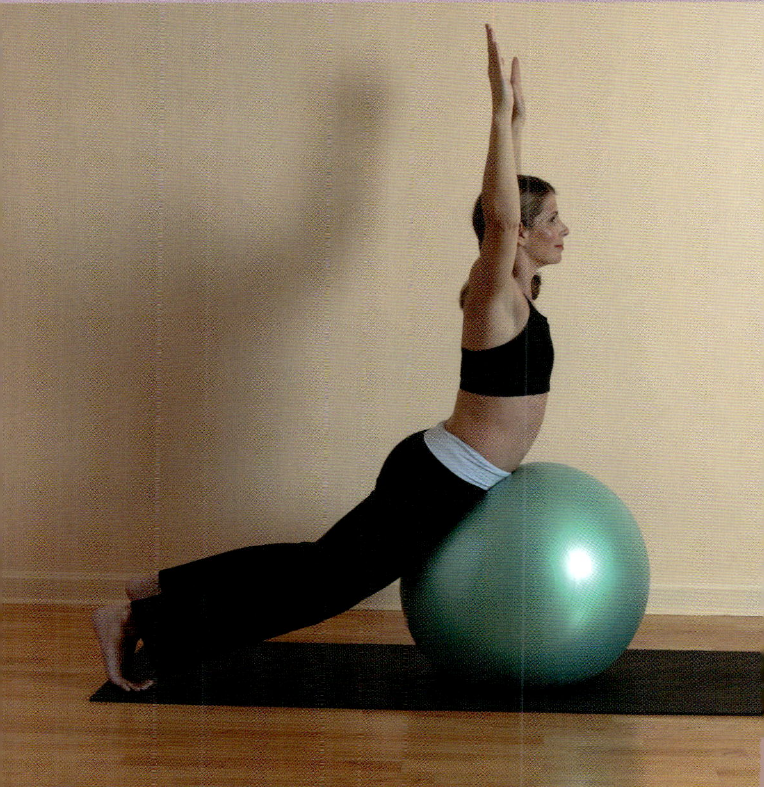

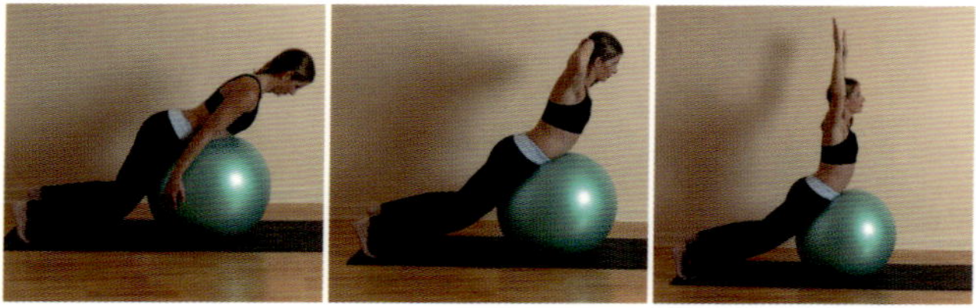

ZIEL: Da die meisten Bauchübungen Vorwärts- oder Aufwärts-Curls beinhalten, müssen Sie entsprechende Dehnungsübungen als Gegenbewegung machen. Dehnungen auf dem Ball kräftigen die Rückenmuskeln genauso wie die Bein- und Armmuskeln.

1. Legen Sie sich über den Ball und halten Sie dabei mit beiden Händen das Gleichgewicht. Die Knie sind leicht angezogen, die Zehen zur Stabilisierung aufgestellt. Heben Sie mit den Händen am Ball Ihre Brust; strecken Sie sich vom Steißbein bis zum Scheitel. Halten Sie die Position fünf Atemzüge und entspannen Sie sich dann in der Ausgangsposition.

2. Die Hände hinter dem Kopf verschränken, den gesamten Rumpf vom Ball heben. Vom Scheitel zum Steißbein lang ziehen. Die Schulterblätter den Rücken hinunterschieben. Die Position fünf Atemzüge halten. Kommen Sie zur Ausgangsposition zurück.

3. Sie können die Dehnung verstärken, indem Sie die gestreckten Arme zur Zimmerdecke heben – die Fingerspitzen ziehen sich mit der Dehnung der Wirbelsäule lang. Die Position fünf Atemzüge halten. Schmiegen Sie sich zur Entspannung über den Ball.

- Verlängern und dehnen Sie Ihre Wirbelsäule – ohne Hohlkreuz.
- Sie können die Knie auch beugen. Dehnen Sie die Rückseite der Beine, wenn Sie die Übung intensiver wünschen.

Liegestütz (Pike-Form, mit Ball)

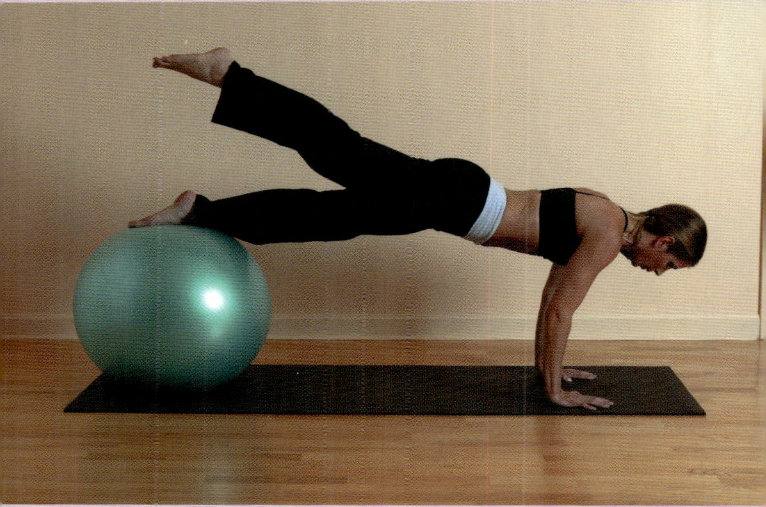

ZIEL: Kräftigt Kernmuskeln, Arme, Schultern, Hüften und Beine.

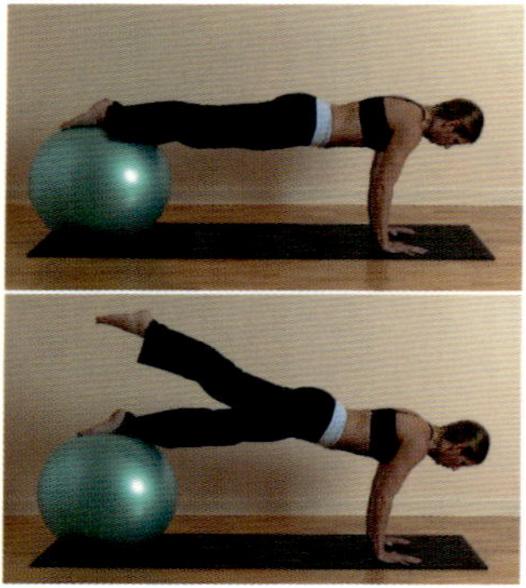

1 Vor dem Ball knien, den Rumpf darüber legen. Mit den Händen nach vorn laufen bis zum Liegestütz, Knöchel oder Schienbeine sind auf dem Ball. Ziehen Sie sich weiter aus dem Beckenboden hoch – nicht in der Mitte einknicken.

2 Heben Sie zum absolut fortgeschrittenen Liegestütz ein Bein. Fünf Atemzüge halten, dann das Bein wechseln und ebenfalls fünf Atemzüge halten. Beugen Sie die Knie, lassen Sie den Körper zur sanften Wirbelsäulendehnung über den Ball hängen (Aktives-Kind-Position auf dem Ball).

3 Laufen Sie mit den Händen bis zum fortgeschrittenen Liegestütz, Beine gerade und aktiv. Atmen Sie ein. Heben Sie beim Ausatmen die Hüften zur Decke nach oben und ziehen Sie die Bauchmuskeln nach innen. Fünf Atemzüge halten. Mit dem Ausatmen die Hüften über den Schultern ausrichten, Schultern über den Handgelenken. In der Aktives-Kind-Position entspannen.

- Die Liegestütze fallen leichter, wenn das Becken sich auf den Ball presst; auf Mittelstufenniveau liegen die Knie auf dem Ball.
- Um die Handgelenke zu entlasten, können Sie sich vorstellen ein Paar Hanteln zu halten, damit bleiben sie gerade.

Schulterbrücke (auf dem Ball)

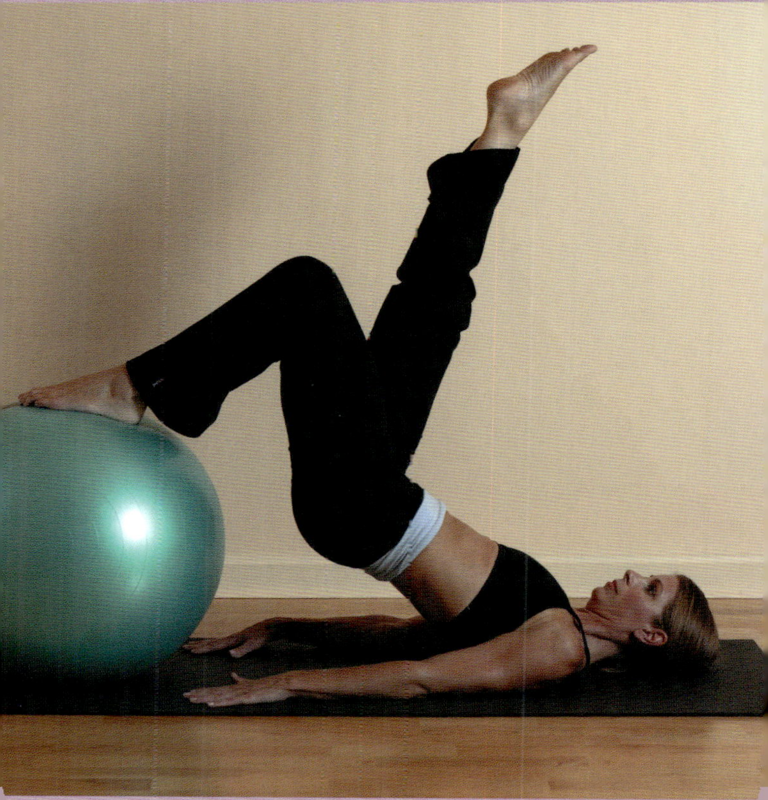

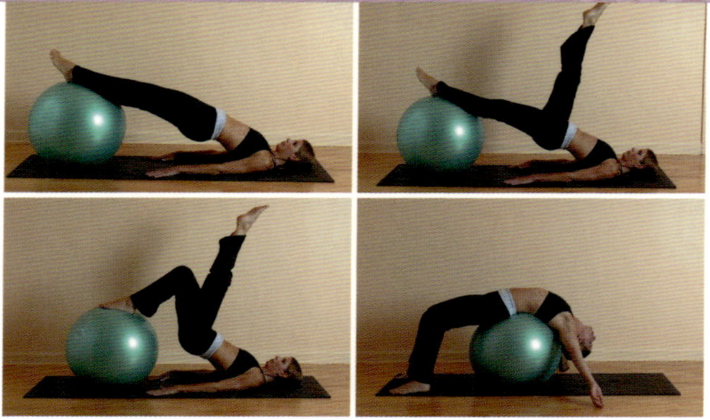

ZIEL: Diese Übung trainiert als Ergänzung zur Kräftigung der Bauchmuskeln die Rückseite von Beinen, Gesäß und Beinbeugern.

1. Rückenlage, Beine oben auf dem Ball. Arme liegen seitlich, die Schulterblätter ziehen den Rücken hinunter. Sobald Sie bereit sind, rollen Sie den Ball mit den Beinen nach vorn, bis sie gestreckt sind. Heben Sie die Hüften, die Fingerspitzen ziehen zur Stabilisierung nach unten, von den Ohren weg.

2. Das linke Bein heben, Zehen ziehen zur Zimmerdecke. Aus den inneren Oberschenkelmuskeln hochziehen. Fünf Atemzüge halten, zur Schulterbrücke zurückkommen. Das rechte Bein trainieren.

3. Heben Sie nun ein Bein zur Zimmerdecke und halten Sie die Balance. Bewegen Sie beim Einatmen den Ball zum Gesäß – dies aktiviert Beinbeuger und Gesäßmuskeln –, atmen Sie aus und rollen Sie den Ball wieder weg. Versuchen Sie dies drei bis fünf Mal und wechseln Sie dann das Bein.

4. Lockern Sie zum Abschluss den unteren Rücken. Legen Sie sich einfach mit dem Rücken über den Ball und atmen Sie.

- schützt verletzungsanfällige Bereiche durch Spannungsreduzierung,
- kontrolliert verschiedene Körpergelenke, sodass diese ihre Lage während der Bewegung beibehalten.

RÜCKENPROBLEME BEKÄMPFEN

Eine aufrechte Haltung strahlt Selbstvertrauen und Gesundheit aus, während eine zusammengesunkene Schwäche und Krankheit übermittelt. Menschen mit guter Haltung sehen gesünder, schlanker und sexier aus, Menschen mit weniger perfekter Haltung wirken pummelig und depressiv. Stehen Sie aufrecht und Sie werden

- nach fünf Kilo weniger aussehen, da Ihre Taille im Nu um etwa 2 Zentimeter schlanker wirkt;
- Rückenschmerzen vorbeugen; die Hauptursache von Rückenschmerzen ist eine schlechte Haltung;
- etwa 2 bis 3 Zentimeter größer sein;
- mehr Energie haben und deshalb ihre Alltagsbewegungen optimieren, wie etwa Heben, Laufen und Trainieren.

Stellen Sie sich vor, Ihr Körper sei eine Kette, jedes Kettenglied greift in das nächsthöhere. Jedes schwache Kettenglied kann die Intaktheit der Kette zerstören. Ihr Körper basiert auf einem sorgfältig *ausbalancierten* System von Muskeln, Bändern, Sehnen und Faszien (Bindegewebe) sowie Knochen. Jede Gruppe arbeitet voneinander abhängig, alle brauchen sich gegenseitig. Deshalb ist das *Training der Kernmuskeln* so wichtig. Ich bin fest davon überzeugt, dass Ihre Kernmuskulatur das schwächste Glied im Körper ist, obwohl sie tatsächlich das stärkste sein sollte.

ALTE WISSENSCHAFT MIT NEUEM DREH

Kernmuskel-Training oder Core-Training ist nichts völlig Neues. Auch das vor etwa 20 Jahren weitgehend unbekannte Yoga belebt inzwischen nahezu jedes Training. Zur Stärkung der Kernmuskulatur taugt allerdings nichts so gut wie Pilates. Joseph Pilates (1880–1967) überarbeitete Yoga-Übungen sowie griechische und römische Trainingsprogramme und schuf daraus neuartige Trainingseinheiten zur Kräftigung und Muskeldehnung. Das Geheimnis eines ausgewogenen, gesunden Körpers liegt in der *Kräftigung der schwachen Muskeln (in der Regel die Kernmuskeln) und dem Dehnen verkürzter Muskeln (das sind gewöhnlich die Haltungsmuskeln von Rücken, Becken und Schultern).* Es ist tatsächlich so einfach!

Ein starkes Zentrum spielt im Alltag eine wichtige Rolle: Sitzen am Schreibtisch, Gartenarbeit, Tragen des Einkaufs, Öffnen einer schweren Tür, sich nach einem heruntergefallenen Glas bücken, mit Skiern einen steilen Hang herunterfahren, sich im Fall fangen – und vieles mehr. Die Bewegung geht stets von den Kernmuskeln aus. Sie bestehen aus übereinander liegenden Muskelschichten, die sich vom Halsmuskelansatz bis zu den Innenschenkelmuskeln erstrecken, inklusive aller Muskeln in Bauch, Rücken und Beckenboden. Neben anderen Aufgaben stützen diese Muskeln in erster Linie die Wirbelsäule. Wenn Ihre Kernmuskeln schwach sind, sind Sie verletzungsanfälliger.

Eine kräftige Kernmuskulatur

- sorgt für die Stabilität der Wirbelsäule und von deren Bewegungen, wie Drehung und Streckung,
- stabilisiert die Muskeln der Körpermitte wie Hüft- und Beckenmuskeln und optimiert so Bewegungen wie Laufen oder Rennen,
- reduziert die Spannung in den einzelnen Körpergliedern, da die Kernmuskeln die Hauptarbeit leisten,

- Konzentrieren Sie sich darauf, langsam mit schlechten Gewohnheiten zu brechen – nehmen Sie sich zur Beherrschung einer Trainingseinheit einige Wochen Zeit, bevor Sie weitergehen. Wenn Sie alles sofort beherrschen wollen, werden Sie scheitern.
- Investieren Sie in die Ausrüstung: eine gut gepolsterte Matte, einige Handtücher, ein ausreichend langes Theraband (oder ein Schal), ein Yoga-Kissen und vielleicht sogar ein Gymnastikball.

KERNMUSKEL-KONZEPTE

Die Kräftigung der Kernmuskeln beginnt mit dem am tiefsten liegenden, queren Bauchmuskel, *Transversus abdominis*; Tiefe und Lage machen ihn zu einem Kraft- und Schutzgürtel für Ihre Wirbelsäule. Deshalb steht im Zentrum des Trainings die Aktivierung des Transversus. Um das Kontrahieren dieses Muskels zu spüren, müssen Sie auf dem Boden knien oder in einer bequemen Haltung sitzen oder stehen. Legen Sie die Hände auf den Brustkorb. Husten Sie. Haben Sie gespürt, wie Ihr Bauch sich gegen die Wirbelsäule presst? Hat sich Ihr Brustkorb bewegt und Ihre Körpermitte zusammengepresst? Das war Ihr querer Bauchmuskel, der sich nach innen zog, wie ein sich zusammenziehender Gürtel. Stellen Sie sich in jeder Übung zur Aktivierung des Transversus den Gürtel vor. *Wenn Sie den queren Bauchmuskel korrekt bewegen, wird ihr Bauch „hohl“; er formt sozusagen ein C.* Lassen Sie nie zu, dass Ihr Bauch sich nach außen wölbt.

Über dem queren Bauchmuskel sitzen die schrägen Bauchmuskeln, *Obliquii externi abdomini*. Sie liegen schräg über dem Bauch und stabilisieren die Kernmuskeln, verleihen Kurven und helfen beim Biegen, Drehen und Beugen der Taille. Stellen Sie sich den Buchstaben X vor, während Sie ihre Taille drehen und beugen, um zu spüren wie diese Muskeln sich zusammenziehen.

DIE KINN-BRUSTKORB-VERBINDUNG

Wenn Nacken- und obere Brustmuskeln ermüden, kippt der Kopf leicht nach vorn. Dies führt zu Nackensteifheit, Schmerzen und Rückenproblemen. In fast allen hier gezeigten Übungen werden Sie das Kinn zum Brustkorb bewegen. Bedenken Sie, dass diese Übung die Nackenmuskeln streckt. An dieser Stelle eine Warnung: Bei verspanntem Nacken können die Nackenmuskeln verkürzt und verhärtet sein und Sie daran hindern, das Kinn zur Brust zu bewegen. Bitte forcieren Sie die Übung nicht. Lassen Sie zu, dass sich die Muskeln natürlich strecken, und legen Sie in dem Fall ein Handtuch unter Ihren Kopf.

DAS AUSATMEN VERSTÄRKEN

Um die tief liegenden Bauchmuskeln zu aktivieren, müssen Sie bei jeder Bewegung komplett ausatmen, verstärken Sie die Ausatmung, wenn nötig. Sie sollten eine tiefe Bauchkontraktion spüren, wenn die Muskeln sich wie ein Gürtel um die Taille zusammenziehen. Diese Muskelspannung zieht das Schambein zum Nabel und setzt sich beim Ausatmen fort. Der Nabel wird weiter nach innen und zum Brustkorb gedrückt. Wenn Sie das Bewusstsein für Bauch und Atem verbinden, werden Sie auch beginnen zu spüren, wie Ihr Körper sich bewegt und auf jede Bewegung reagiert. Dies wird Ihnen wiederum dabei helfen, die Wirbelsäule zu schützen, während Sie kräftiger werden.
Atmen Sie so tief wie möglich ein und wieder aus und Sie werden

- die tiefen Bauchmuskeln anregen, die Kernmuskulatur kräftigen,
- Ihre Atemmuskulatur kräftigen,
- Ihren Körper von Giftstoffen befreien,
- Stress und Spannung lindern,
- Körper und Geist heilen, indem Sie den aktiven Organen mehr Sauerstoff zuführen.

Der *Rectus abdominis*, der gerade Bauchmuskel, sorgt mit dem äußeren schrägen Bauchmuskel für den Waschbrettbauch. Er zieht sich über den ganzen Rumpf und ist für das Biegen der Wirbelsäule zuständig. Wenn Sie sich nach vorne beugen, können Sie ihn spüren.

Auch Ihr Rücken weist eine Reihe verschiedener Muskelschichten auf, die Ihre Wirbelsäule schützen und unterstützen. Die bekanntesten sind die als *Erector spinae* bezeichneten Streckmuskeln, die sich auch entlang des Lendenwirbels ziehen. Die Rückenmuskeln sorgen für die natürliche Wirbelsäulenkrümmung. Daneben gibt es einen tiefer liegenden, weniger bekannten Muskel, den *Multifidus*, der sich über die ganze Länge der Wirbelsäule vom *Kreuzbein* bis zum *Halswirbel* erstreckt. Dieser ist insbesondere für die Streckung und Drehung Ihrer Wirbelsäule zuständig. Er spielt zusammen mit dem Anspannen des Transversus eine bedeutende Rolle bei der Kernmuskelstabilität.

Den Abschluss der Kernmuskeln bilden die Beckenbodenmuskeln. Das Anspannen des Beckenbodens zusammen mit Ihren Bauch- und Rückenmuskeln sorgt für Hüft- und Wirbelsäulenstabilität. Stellen Sie sich vor, Sie quetschen sich in Ihre frisch gewaschene und getrocknete Lieblingsjeans. Dabei drücken Sie Ihr Schambein Richtung Nabel. Ihren Bauch ziehen Sie gleichzeitig nach innen, zum Brustkorb – diese Bewegung beginnt zwischen Ihren Beinen, mit den Beckenbodenmuskeln.

DIE BEDEUTUNG EINES NEUTRALEN BECKENS

Ein gesunder Rücken weist drei natürliche Kurven auf. Um diese Kurven zu erhalten, müssen Sie in einer neutralen Wirbelsäulenhaltung trainieren. Damit arbeiten Sie mit der geringstmöglichen Körperspannung und verringern so das Verletzungsrisiko. Ihre Figur wird durch viele Muskeln und Knochen beeinflusst, zwei Bereiche sind dabei jedoch zentral: der Hüft-Becken-Bereich und der Schulterblatt-Bereich. Beide Bereiche müssen vor dem Beginn einer Bewegung stabil oder in einer neutralen Position sein.

Wenn Sie im Bereich der Beinbeuger und Hüften verkürzte oder verspannte Muskeln haben, kann das Becken in flacher Position einrasten, die natürliche Krümmung des unteren Rückens verschwindet. Verkürzte Quadrizeps und Hüftbeuger können das Becken so kippen, dass die Krümmung zu stark ist . Bei schwacher Kernmuskulatur ist eine Kontrolle des Beckens grundsätzlich völlig unmöglich.

SCHULTERDURCHBLICK: FREIHEIT FÜR DIE OHREN

Die oberen Rückenmuskeln sind mit den Schulterblättern verbunden. Dies ermöglicht eine aufrechte Wirbelsäule, stabilisiert den Schultergürtel, verbindet die Arme mit dem Rumpf und sorgt für die natürliche Rundung im oberen Rücken. Sie können diese Verbindung spüren, wenn Sie die Schulterblätter zueinander ziehen. Spüren Sie, wie sich Ihr Brustkorb öffnet? Machen Sie diese Bewegung nun in die umgekehrte Richtung und spreizen Sie dabei die Schulterblätter. Wenn dies Mühe bereitet, haben Sie wahrscheinlich schwache oder verkürzte Muskeln im oberen Rücken. Dies weist auch auf mangelnde Schulterstabilität hin. Die beiden häufigsten Symptome sind: 1) die Schulterblätter stehen vor bzw. liegen nicht flach am Rücken an, und 2) die Schultern sind zu den Ohren hochgezogen. Beide Haltungen stören die Schulterstabilität und können die natürliche Krümmung des oberen Rückens verändern.

Versuchen Sie die Schultern zu entspannen, indem Sie sie nach unten zu den Hüften ziehen, und halten Sie den Rücken in einer neutralen, leicht gerundeten Position. Um die Schulterstabilität zu fördern, können Sie die Schultern zu den Ohren hochziehen und dann langsam in die Ausgangsposition zurückführen, sodass sie den Rücken hinuntergleiten. Pressen Sie parallel zum Herunterziehen der Schulterblätter zusätzlich von unterhalb der Achselhöhle. Stellen Sie sich die Bewegung als „Achselhöhlen zu den Hüften" vor.

GRUNDÜBUNGEN DES KERNMUSKEL-TRAININGS

Konzentrieren Sie sich vor Trainingsbeginn darauf, was Sie tun können, um optimal davon zu profitieren. Achten Sie auf Ihren Körper. Falls Sie während der Übungen Schmerzen im unteren Rückenbereich haben, benötigen Sie ärztlichen Rat. Sprechen Sie mit einem Arzt, bevor Sie mit einem Fitness-Programm beginnen. Sie können die Trainingskarten auch z.B. unter physiotherapeutischer Anleitung nutzen. Wählen Sie eine zu Ihrem Trainingslevel passende Trainingseinheit und versuchen Sie, die ganze Trainingssequenz durchzugehen. Jede Einheit kombiniert ein koordiniertes Set von Kräftigungs- und Dehnungsbewegungen, die dazu dienen, vernachlässigte oder falsch trainierte Muskelgruppen in Balance zu bringen und auszurichten.

Zweitens: Legen Sie ein Trainingstagebuch an. Das Ändern von Lebensstil, Arbeit oder Trainingsgewohnheiten ist nicht leicht, ein Tagebuch hilft. Drittens: Manchmal braucht man Anreize. Wählen Sie ein für Sie passendes Belohnungssystem. Setzen Sie sich realistische Ziele. Zwei Stunden im Fitness-Center sind nicht machbar, wenn Sie zwischen Windelwechsel und Haushalt jonglieren. Langsam und regelmäßig kommen Sie besser zu Ihrem idealen Körper!

- Starten Sie stets mit Herz-Kreislauf-Training, ein ideales Warm-up, mit dem Sie sich eine ausgewogene Routine aneignen.
- Nehmen Sie sich genügend Zeit zum Lernen, bevor Sie zu herausfordernderen Übungen übergehen.
- Achten Sie darauf, dass Sie Ihren Atem mit allen Übungen und Dehnungen in Einklang bringen.
- Respektieren Sie Ihre schwächste Körperregion, das könnte z.B. Ihre Bauchmuskulatur oder der untere Rücken sein.
- Bewegen Sie sich stets kontrolliert. Denken Sie daran: Der Geist muss den Körper darum bitten, sich zu bewegen.

Originalausgabe: The Core Strength Workout

EVERGREEN is an Imprint of
TASCHEN GmbH

© 2007 TASCHEN GmbH
Hohenzollernring 53, D-50672 Köln
www.taschen.com

© 2006 Fair Winds Press
© 2004 Text: Karon Karter

Produktion der deutschsprachigen Ausgabe:
Opeker Multimedia, Freiburg (www.opeker-multimedia.de)
Übersetzung: Angelika Opeker

Fotografien von Bobbie Bush Photography, www.bobbiebush.com

Printed in China

ISBN 978–3–8228–2893–9

Alle Rechte vorbehalten.